사랑의 생명전자를 전달합니다.

_____ 님께

_____ 드림

두뇌의 힘을 키우는

생명전자의 비밀

새로운 정신문명 시대를 여는 제3의 언어! 생·명·전·자

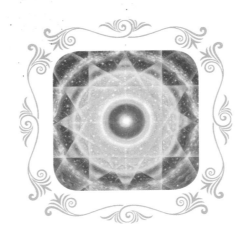

두뇌의 힘을 키우는

생명전자의 비밀

일지 이승헌 지음

브레인월드

'양심'에 공명하는 밝은 세상을 꿈꾸며

"여러분은 지금 행복합니까?"

나는 강연회를 할 때마다 이 질문을 던진다. 그런데 대답은 영 시원찮다. 서구의 부유한 나라들도 사정은 마찬가지다. 그들도 머쓱한 표정만 지을 뿐이다. 다들 마음 속으로는 행복을 원하면서도 그저 그렇게 살고 있는 것 같다. 우리나라도 세계 10위의 경제대국에 올라섰지만 행복지수는 최하위권을 맴돌고 있다. 분명 과거보다 더 많은 것을 가지게 되었고, 더 잘 살게 되었는데 왜 그만큼 행복하지 않을까? 아이러니한 것은 또 있다. 우리 지구에는 전 세계 인류를 먹여 살릴 충분한 식량이 생산되고 있는데도 불구하고 한쪽에서는 먹을 것이 없어 굶어죽고, 또 다른 한쪽에서는 비만으로 고통받고 있다. 전 세계를 통틀어 약 8억 5천만 명이 빈곤과 굶주림에 허덕이고 있다니 만약 하느님이 이 광경을 지켜본다면 어떻게 했을까? 지구의 기혈순환을 막고 있는 장애물들을 모두 걷어치우고 전 인류에게 식량이 골고루 돌아갈 수 있도록 시원하게 물꼬를 터주지 않았을까? 나는 이 모든 문제가 마치 내가 해결해야 할 과제처럼 느껴져 고민이 깊어진다.

인류는 지금 아주 큰 혼란 속에 있다. 옛날에는 예언가들이 종말을 얘기했지만 지금은 지구 과학자들이 "이대로 가면 지구는 더 이상 지속가능한 발전을 하기가 힘들며, 결국 지구에 발붙이고 사는 인류도 공멸할 수밖에 없다"고 엄중히 경고한다. 인간의 두뇌는 삶의 편리와 복지를 위해 엄청난 것들을 만들어왔고 과학기술의 놀라운 진보를 가져왔지만 동시에 많은 것들을 파괴해왔다. 또한 인류는 위대한 지성과 창조성을 제대로 쓸 줄 모르고, 자기 자신은 물론 지구 생태계를 망가뜨리는 위협적인 존재가 되고 말았다. 도대체 인간의 두뇌에 어떤 바이러스 정보가 들어와서 이런 일들이 벌어지는 것일까?

나는 그 바이러스가 '성공 중심의 설계도'에 있다고 본다. 지금 이 세상은 모든 것이 '성공'을 중심으로 디자인되어 있다. 인류 역사는 성공의 역사이고, 승자의 역사다. 무엇이든 남보다 더 많이, 더 빨리 가지려는 소유욕과 이기심이 사람들을 무한경쟁 속으로 밀어 넣었고, 인간을 '돈과 권력과 명예'의 노예로 전락시키고 말았다. 정치인들은 선거철마다 "모두가 행복한 세상을 만들겠다"는 공약을 내걸지만 '같이 잘 살기'보다 '내가 잘 사는 것'이 우선인 '성공 중심의 설계도'가

존재하는 한, '5퍼센트를 위한 복지사회'에서 벗어나기가 어렵다. 또 이 5퍼센트도 서로 일인자가 되겠다고 싸우고 말 테니 결국 '성공 중심의 설계도' 안에서는 모두가 불행해질 수밖에 없다.

'성공 중심의 설계도'에서 '완성 중심의 설계도'로

인류는 지금 전환의 시기를 맞고 있다. 우리의 생각도, 이 지구도 끊임없이 변화하며 어딘가를 향하여 움직이고 있다. 물질문명에서 정신문명으로 옮아가는 과도기다. 가장 힘들고, 어렵고, 도전이 많은 때이지만 한편으론 자기중심적이고 편협한 인류의 의식이 비약적으로 진화할 수 있는 절호의 기회이기도 하다. 눈앞에 보이는 것만 보면 인류는 파멸 말고는 낙관적인 기대를 하기가 어렵다. 이상기후와 생태계 오염으로 생존 기반 자체가 흔들리고 있고, 세계 도처에서 거의 날마다 크고 작은 분쟁과 테러, 범죄와 폭력, 기아와 빈곤이 보도되고 있다.

하지만 이 상황을 바꿀 수 있는 길은 분명히 있다. 그것은 바로 인간의 의식, 가치관, 사고방식을 바꾸는 것이다. 지금까지 수많은 문제를 만들어낸 '성공 중심의 설계도'를 성찰하며, 우리가 무엇을 잃어버렸는지, 어떻게 하면 이기심을 극복하고 모두가 행복해질 수 있는지, 어떻게 해야 인간의 의식을 '경쟁과 지배'에서 '조화와 화합'으로, '상극과 파괴'에서 '상생과 평화'로 바꿀 수 있는지 하나씩 질문을 던져볼

필요가 있다. 여기서 가장 중요한 것은 인류의 역사와 함께해온 '성공 중심의 설계도'를 과연 무엇으로 대체할 것인가 하는 점이다.

나는 오래 전부터 '성공'을 너머 '완성'으로 가야 한다고 주장해왔다. '완성 중심의 설계도'에서는 모두가 주인공이 될 수 있고 승리자가 될 수 있다. '성공'이 아닌 '완성'을, '욕망'이 아닌 '깨달음'을 위하여 온 인류가 협력한다고 상상해보라. 완성과 깨달음은 우리 모두가 함께 추구할 수 있고, 또 함께 행복해질 수 있는 유일하고도 절대적인 가치다. '성공'에서 '완성'으로 의식의 대전환이 이루어질 때 인류의 두뇌에는 엄청난 각성이 일어날 것이다. 이 과정을 통해 현재 당면한 복잡한 문제들을 해결할 수 있고, 진정으로 만인이 행복해지는 길을 향해 나아갈 수 있다. '성공 중심의 설계도'에서 '완성 중심의 설계도'로 넘어가는 것은 마치 애벌레가 나비로 탈바꿈하는 것처럼 인류가 지금까지 경험해보지 못한 전혀 새로운 차원으로 이동할 수 있다는 것을 의미한다.

그동안은 가정에서, 학교에서, 사회에서 '성공'에 대한 가치만을 주입해왔다. 하지만 물질적 성공을 이뤘다고 해서 우리가 행복해지는 것은 아니다. 그것은 행복해지기 위한 기본조건은 될 수 있을지 몰라도, 영혼을 만족시키지 못하는 한 진정한 행복은 있을 수 없다. 참으로 다행인 것은 성공이나 물질적인 풍요가 인간을 영원히 행복하게 해주지는 않는다는 사실을 점점 많은 사람들이 깨달아가고 있다는 점이다. '완성'을 중심으로 한 정신문명 시대는 더 많은 사람들이 자신의 내면에 다가가기 위해 노력하게 될 것이다. 또 거기서 오는 정신적인 즐거움에 몰입하면서 지금처럼 지구의 자원을 고갈하고 물자를 낭비하는 소비 지향적인 삶에서 벗어나 자기와의 일체화, 주변 사람들과의 일체화, 자연과 지구와의 일체화를 통해 보다 성숙하고 지속가능한 삶을 창조해나가게 될 것이다.

태양처럼 밝은 마음, '양심'을 깨워라

내가 이렇게 인류의 미래에 대해 비전을 가질 수 있는 것은, 우리에게는 이미 5천 년 전에 정신문명을 실현했던 찬란한 역사가 있었기 때문이다. 당신은 이 나라를 처음 세운 고조선의 건국이념인 '홍익인간 弘益人間 이화세계理化世界'에 대해 들어본 적이 있는가? 우리 선조들은 '널리 인간을 이롭게 함으로써 모든 인류가 진리로 하나 되는 세상'을 만들겠다는 포부로 이 나라를 세웠다. '전 인류를 모두 깨닫게 하겠다!'는 원대한 설계도를 가지고 근 2천 년 간 정신문명을 꽃피웠던 나라가 이 땅에 실존했다는 사실만으로도 내 영혼은 전율했다. 실제로 국조 단군의 홍익정신은 지난 30년 간 나에게 큰 힘과 용기를 주었고, 인류의 미래를 그리는 희망의 청사진이 되었다.

우리 선조들은 '인간'을 세상과 분리된 존재로 보지 않았다. 사람 안에 하늘과 땅, 즉 우주가 들어 있다고 해서 사람을 '천지인天地人'이라 불렀다. 또 우리 민족의 가장 오래된 경전인 천부경에서는 본심본태양앙명인중천지일本心本太陽昻明人中天地一이라고 했다. 즉 '사람 안에 하늘과 땅이 하나로 녹아있으며, 사람의 근본 마음은 태양처럼 밝게 빛난다'고 적혀 있다. 태양처럼 빛나는 '밝은 마음'이 바로 '양심'이다.

양심이라는 말이 지금은 많이 오염됐지만 인간이 생명을 받아 이 지구에 온 사명이 있다면, 자기 안에 있는 양심을 밝혀 영혼의 완성을 이루는 데 있을 것이다. 물질문명 시대에는 양심이 개인의 소유욕을 채우는 데 방해물로 치부돼 가슴속에 묻어두고 외면해버렸지만, 정신문명 시대에는 양심을 꺼내서 쓰지 않으면 안 된다. 양심이 없는 정치, 종교, 경제, 교육, 과학, 예술은 그 누구도 설득할 수 없으며 어디에도 발붙이기가 어려워질 것이다.

나는 우리들 내면에 있는 태양처럼 밝은 마음을 사람들에게 구체적으로 보여주고 싶었다. 그것이 바로 이 책 표지에 있는 '생명전자 태양生命電子 太陽'이다. 이 그림은 내가 깊은 명상 중에 우주의식과 합일된 상태에서 본 생명전자의 이미지를 화가에게 구술하여 형상화시킨 것이다. 생명전자는 우주의 근원에서 나온 가장 순수하고 밝은 빛이며, 우주 만물의 실체이다. 이 빛은 누구에게나 있지만 일깨워주지 않으면 있어도 있는 줄을 모른다. 특히 분주한 일상에 쫓겨 바쁘게 살아가다 보면 정작 중요한 자신의 참모습을 놓치고 만다. 나는 사람들에게 '생명전자 태양'을 보여주고 싶었고, 누구나 양심을 밝혀서 생명전자 에너지를 주고받을 수 있다는 것도 알려주고 싶었다. 자주 보면 자주 생각하게 되고, 자주 생각하면 나중에는 눈을 감고도 볼 수 있게 된다. 생각하거나, 보거나, 떠올리거나, 상상하거나 생명전자 태양에 주의를 기울이는 순간, 생명전자 에너지는 소리 없이 전달된다. 생명전자의 에너지는 몸과 마음을 평온하게 해주며, 머리를 맑게 해주고, 좋은 아이디어와 창조적인 영감을 불러온다.

생명전자는 정신문명 시대를 여는 제3의 언어

생명전자는 정신문명 시대를 여는 제3의 언어다. 우리는 말과 글이 아닌 순수한 생명의 에너지를 통해서 보다 진실한 교감을 나눌 수 있다. '이심전심以心傳心'이라는 말처럼 누군가를 진심으로 사랑하게 되면 말하지 않아도 상대의 마음을 느낄 수 있다. 엄마가 갓난아기의 눈빛만 보고도 뭘 원하는지 알아차리는 것처럼 '생명전자의 에너지'를 통해서 우리는 말과 글을 뛰어넘는 완벽한 교감을 이룰 수 있다.

나는 얼마 전, '코리아 갓 탤런트'라는 TV프로그램에 출연했던 최성

봉 군의 동영상을 보면서 많은 감동을 받았다. 아주 불우한 환경에서 자란 22살의 청년이 영혼의 노래 '넬라판타지아Nella Fantasia'를 열창했다. 심사단과 청중들은 눈물을 흘렸고, 많은 사람들이 기립박수를 보냈다. 그 젊은이를 지켜본 사람이라면 모두 그가 진심으로 잘 되기를 원하고, 뭔가 도와주고 싶다는 연민을 느꼈을 것이다. 모든 사람들의 가슴속에 그런 순수한 사랑과 애틋한 마음이 있다는 것을 확인하면서 나는 그날 또 하나의 희망을 보았다.

누구에게나 있는 이 마음이 바로 '생명전자 태양'이다. 사람들 속에 있는 순수하고 진실된 이 사랑의 마음을 살려내기만 하면 된다. 정신문명 시대는 어쩌면 내가 생각하는 것보다 훨씬 더 빨리 실현될지도 모르겠다. 이미 변화는 시작되었다. 최성봉 군의 동영상이 인터넷을 통해서 국내뿐만 아니라 전 세계 지구시민들에게 순식간에 전파되고 확산되는 것처럼, 인류 문명의 변화도 손바닥 뒤집듯 순식간에 일어날 수 있다. 테크놀로지의 발전으로 인간이 기계에 종속되는 일이 비일비재해졌지만 지구를 거미줄처럼 엮어준 정보통신망의 발달은 깨달음을 위한 최첨단 고속도로가 될 수 있다. 중요한 것은 그것을 누가 어떤 마음으로 쓰느냐에 달려 있다.

나는 이 책을 읽은 독자들에게 '사랑의 생명전자 보내기 운동'을 제안하고 싶다. 가까운 가족과 친지와 동료들에게, 아프고 소외된 이웃들에게, 병든 지구에게 사랑의 마음을 담아 생명전자를 전달해보라. 그리고 그 체험을 인터넷에 올려 전 세계 사람들과 공유해보라. 서로 도움을 주고받으며 경험의 폭을 확장해보라. 혼자 생명전자를 보내기도 하지만 때로는 공동의 문제를 해결하기 위해 여럿이 함께 해보라. 가능하면 창의력을 발휘해 수십 가지 방법으로 생명전자를 전달해보라. 중요한 것은 상대를 생각하는 진심 어린 마음이다. 그 마음이 타인에게 어떤 변화를 일으키는지 잘 관찰하라.

꾸준히 계속하다 보면 생명전자를 받은 사람은 물론 생명전자를 보낸 여러분의 몸과 마음이 먼저 환해질 것이다. 그리고 생명전자의 효과를 체험한 사람들이 하나 둘 늘어나면서 어느 순간 동참자들이 폭발적으로 늘어날 것이다. 개개인의 두뇌가 하나로 통합돼 집중된 힘을 발휘하듯 인류는 마치 한 몸처럼 움직이며 '완성의 시스템'을 만들어갈 것이다. 나는 이 상상만 하면 저절로 기분이 좋아진다.

부디, 이 책을 읽는 독자들이 먼저 건강하고 행복하고 평화로워져서 자기 주위를 환히 밝힐 수 있는 '생명전자 태양'이 되기를 바란다. 마지막으로 여러분 모두에게 내 마음을 가득 담은 사랑의 생명전자를 보낸다. 여러분 가정에 건강과 행복과 평화가 넘쳐나기를!

2011년 7월   일지 이승헌

2
실천편

생명전자 수련 따라하기

3
체 험 기

내가 체험한 생명전자 수련

이 책을 읽기 전에

이 책을 제대로 활용하는 법

이 책을 통해 정말로 자신의 상태를 변화시키고 싶다면 이 책을 눈으로 쭉 한번 읽는 것에 그쳐서는 안 된다. 생명전자는 머리로 이해했다고 해도 몸으로 직접 경험해보지 않으면 그 진가를 알 수 없다. 정말 조금이라도 유익한 것을 얻고 싶다면 다음과 같이 활용해보라.

- 1장의 이론편을 보면서 생명전자의 개념과 생명전자 수련의 내용을 대략 이해한다.
- 2장 실천편에 앞서 3장 체험기를 먼저 읽어보는 것도 도움이 될 것이다. 체험기 중에 자신과 비슷한 고민이 보이면 눈여겨보았다가 수련할 때 응용해본다.

● 수련은 한두 가지라도 매일 15분씩 꾸준히 하는 것이 좋다. 15분을 한꺼번에 하는 것보다 아침, 점심, 저녁으로 세 번에 나눠 각각 5분씩 보약 먹듯이 해보라. 아주 사소한 실천이 생활에 새로운 리듬과 활력을 만들어줄 것이다.

● 책에 실린 '생명전자 태양' 그림은 사람들 내면에 잠들어 있는 태양처럼 밝은 마음을 형상화한 것으로, 모든 사람들의 마음이 태양처럼 밝게 깨어나기를 바라는 필자의 강력한 염원이 담겨 있다. 생명전자의 느낌을 연상하기 어려운 수련 초보자들도 그림을 보며 생명전자의 에너지를 받을 수 있다. 실제로 이 그림을 통해 많은 치유와 창조의 기적이 일어나고 있는 만큼 생명전자 태양을 활용한 '브레인스크린' 명상을 적극 실천해보기를 권한다.

● 기氣 수련이나 명상을 처음 접한다면 '생명의 온도를 높이는 생활기공 3가지'를 매일 실천하는 것으로 목표를 삼아도 좋다. 순서는 지기공과 천기공을 먼저 한 다음 합기공으로 마무리한다. 팔다리를 움직여 몸 안에 잠들어 있는 생명전자의 에너지를 증폭시킨 다음, 합기공으로 명상을 하면 생명전자 에너지가 단전으로 모이면서 입 안에 단침이 고이고 마음은 한없이 평화로워지는 것을 느낄 수 있다.

생명전자를 만나면 변화는 '즉시' 일어난다

수백만 킬로와트의 전력을 만들어내는 발전소에서 엄청난 전기를 내보낸다고 해도 작동하는 스위치를 켜지 않으면 아무 소용이 없다. 생명전자도 마찬가지다. 우리 안에 우주와 연결된 생명전자가 있지만 그 스위치를 켜지 않으면 결코 우주의 무한한 힘을 사용할 수가 없다.

사람들이 변하지 못하는 이유는 아예 실천해보지 않았거나 '사람이 어떻게 쉽게 변하나?' 하는 고정관념이 있기 때문이다. 하지만 생명전자와 만나면 변화는 '즉시' 일어난다. 마치 끊어진 전선을 연결하고 스위치를 켜면 발전소에서 보낸 전기가 곧장 쏟아져 들어와 전구가 환히 켜지듯, 감각이 회복되어 우주의 큰 생명력과 만나면 누구나 새로운 변화를 겪게 된다. 아니, 변화라기보다는 본래의 완전한 상태, 즉 건강하고 행복하고 평화로운 상태를 회복한다는 표현이 더 정확하다. 그렇다면 생명전자와 연결될 때 실제로 몸 속에서는 어떤 변화들이 나타나는지 살펴보자.

◉ 생명전자의 에너지가 호흡을 통해 바깥에서 들어오면, 몸 안에

흐르고 있던 에너지가 갑자기 자극을 받으면서 기존의 기맥氣脈을 확장시키는 것은 물론 새로운 기운의 길을 개척하고 질병이나 체내 독소 등으로 막힌 경락經絡(기운이 다니는 길)을 뚫는 작용을 하게 된다. 이런 현상들이 몸 안에서 지속적으로 일어날 때, 몸이 요동을 치거나 흔들리는 진동이 일어날 수도 있다. 여기에 대한 사전 지식이 없는 사람들은 갑작스러운 진동을 경험했을 때 당혹감을 느낄 수도 있는데, 이것은 아주 일반적인 현상이니 안심해도 좋다.

◉ 에너지 순환이 본래 원활한 사람들은 생명전자의 에너지가 잘 느껴지지 않을 수도 있다. 아주 미세하고 섬세한 진동이 일어나기 때문에 변화가 온 줄도 모르고 그냥 지나가는 경우가 많다. 또한 몸에서는 큰 변화가 와도 생각이 몸 바깥에 집중돼 있을 때는 잘 느끼지 못한다. 생명전자 수련을 통해 내면에 채널을 맞추는 훈련을 하다 보면 몸의 감각도 깨어나고 의식도 더 확장되는 것을 경험할 수 있다.

◉ 육체적으로 가장 많이 드러나는 증상 중의 하나는 여성들의 생리 주기다. 끊어졌던 생리가 다시 시작되어 젊음을 되찾았다는 사람이 있는가 하면 정상적인 주기였는데 흐름이 빨라져 한 달에 두 번씩 하는 경우도 있다. 이런 현상은 주로 초반에 집중적

으로 나타나는데, 본래의 건강한 몸을 만들기 위한 몸 자체의 과도기적인 정리 과정이므로 크게 염려하지 않아도 된다.

생명전자가 몸 안을 구석구석 돌아다니면서 빈 곳, 허한 곳을 채워주며, 기운이 너무 실한 부분은 덜어내고 막힌 곳은 뚫고 좁은 기맥은 확장시키는 가운데 나타나는 반가운 현상이다. 예전에 수술을 했거나 상태가 안 좋았던 자리는 그 아픔이 되살아날 수도 있다. 이럴 때는 아프다고 불평하지 말고, "생명전자야, 내 몸을 이렇게 고쳐주니 정말 고맙다!" 하고 감사의 말을 전해보라. 전에는 아프지 않던 곳을 아프게 느낀 것은 내 몸의 감각이 그만큼 깨어났다고 볼 수 있다.

　수련 초반에는 맑았다 흐렸다 하는 날씨처럼 생체리듬도 불규칙한 흐름을 보인다. 몸이 아주 가볍고 상쾌한 날도 있고 무겁고 힘든 날도 있다. 좋은 날엔 생명전자가 미리 영화 예고편을 보여준다고 생각하면 틀림없다. '내 몸이 완전히 건강해지면 늘 이런 상태를 유지할 수 있구나' 하고 희망을 가질 수 있으니 얼마나 좋은가? 또 몸이 여기저기 돌아가며 아프다면 자기 몸이 어디에 이상이 있었는지 차례차례 알게 되는 것이니, 이것도 인체의 신비를 새롭게 터득한 것이라 볼 수 있다.

● 생명전자의 에너지 밀도가 커지면서 몸의 변화뿐만 아니라 감정이 정화되기도 한다. 평소 가슴에 쌓인 슬픔이나 분노, 한이 몸과 마음이 이완되면서 자기도 모르게 분출되는 것이다. 저절로 눈물을 흘리거나 큰 소리를 내게 되는 경우가 있는데, 마음껏 울고 났을 때 속이 후련해지는 것처럼 이 과정을 겪고 나면 자기도 모르게 감정이 정화되어 마음이 편안해지고 숙면을 취하게 되며 매사에 여유가 생기는 것을 볼 수 있다.

● 생명전자로 몸과 마음이 정화되고 나면 몸에서 좋은 것은 저절로 당기고 해로운 것은 스스로 물리치게 된다. 평소에는 그렇게 끊고 싶어도 막상 의지대로 안 됐던 담배와 술이 수련 후에는 이상하게 역겹게 느껴지거나 아무 맛도 느껴지지 않아 저절로 금연과 금주를 실천하게 된다. 여러 가지 방법으로 시도했는데도 성공하지 못했다면 마지막으로 생명전자를 활용해보라.

생명전자 …… 우주의 근원에서 나온 신성한 에너지.

이 충만한 에너지에 내 마음을 연결해

'작은 나'에서 '큰 나'로 완성해가는 것!

이것이 신성을 지닌 인간이 해야 할

가장 중요한 공부다.

1

생명전자 수련이란?

이론편

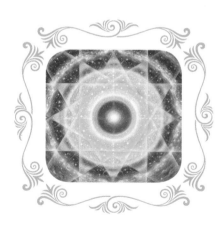

생명전자란 무엇인가?

물질과 생명을 구성하는 가장 작은 단위, 생명과 정보를 전달하는 입자, 무한히 다양한 진동수로 진동하며 이 우주와 온갖 생명 현상을 빚어내는 기의 알갱이, 시간과 공간을 뚫고 이동하는 신성한 입자를 나는 '생명전자'라고 부른다. 생명전자는 만물의 근원이 되는 에너지이며, 만물이 움직이고 변화하도록 하는, 보이지 않는 실체다.

생명전자는 만물의 근원 에너지

과학시간에 우리는 눈에 보이는 모든 물질이 분자로 이루어져 있다는 것을 배웠다. 그 분자는 더 작은 원자로, 원자는 12개의 미립자로, 미립자는 5개의 소립자로 이루어져 있다. 소립자를 쪼개고 쪼개면 더 이상 형태로는 파악할 수 없는 음(-)과 양(+)의 순수한 에너지만 남는다. 현대물리학에서는 이 소립자를 '양자'라고 부르는데, 나는 이것을

'생명전자'라고 부른다. 태양처럼 밝고 환한 에너지, 맑고 순수한 근원의 에너지, 가볍고 활동성이 좋은 에너지, 모든 생명을 조화롭게 하는 에너지, 그래서 '사랑의 생명전자'다.

현대물리학에서는 이렇게 자연의 기본 구조를 원자와 분자보다 훨씬 더 작은 양자 수준까지 파악하고 있는데, 양자는 가장 작다고 알려진 원자보다 백만 배는 더 작다고 한다. 그리고 이 수준에서 물질과 에너지는 언제든지 서로 교체될 수 있다고 한다. 즉, 모든 양자들은 물질 형태를 띠려고 기다리는 보이지 않는 진동들이고, 반대로 모든 물질은 표면적으로는 단단하지만 그 내부는 보이지 않는 에너지의 진동으로 이루어져 있다.

우리 눈에는 단단해 보이는 나무나 바위도 전자현미경으로 들여다보면 모두 에너지로 이루어져 있다. 진동률에 따라 미세한 것부터 조밀한 것까지 에너지의 형태는 서로 다르지만 근원으로 들어가 보면 모두 하나의 에너지, 즉 '생명전자'인 셈이다.

우주 만물은 각자의 고유한 에너지 파동을 가지고 있으며, 그 에너지에는 정보가 실려 있다. 또 얼마나 순도 높은 정보냐에 따라 에너지의 청탁이 결정된다. 에너지는 맑을수록 높이 멀리 빠르게 작용하고, 탁할수록 낮고 무겁고 더디게 작용한다. 우리의 의식이 '생명전자'의 에너지를 느끼는 수준에 이르게 되면 사람뿐만 아니라 모든 자연물, 광물, 지구, 우주와도 서로 에너지를 주고받으며 깊이 교류할 수 있다.

우리의 마음이 우주를 창조한다

우주는 아무것도 없는 텅 빈 공간처럼 보이지만 여기에는 우리의 꿈을 이뤄주기 위해 대기하고 있는 수많은 생명전자의 입자들이 빼곡하게 들어차 있다. 이 입자들은 딱딱한 물체가 아니라 정확하게 측량하기 어려운 불확실한 에너지의 덩어리다. 어떤 때는 입자로 움직이다가 어떤 때는 파동으로 확산되어 물결처럼 흘러가기도 한다. 또 어떤 때는 파동과 입자의 성질을 동시에 나타내기도 한다.

양자물리학에서는 이를 '관찰자 효과'로 정의한다. 관찰자가 어떤 의도를 품고 바라보느냐에 따라 입자가 되기도 하고, 파동이 되기도 하고, 또 원하는 곳에 입자가 나타나기도 한다. 처음 이 실험을 목격한 과학자들은 놀라움에 경악했다. 입자들이 관찰자의 생각을 백퍼센트 반영해 자신의 움직임을 결정했기 때문이다.

양자물리학자인 울프Fred Alan Wolf 박사는 관찰자 효과를 '신이 부리는 요술(God's trick)'이라 불렀고, 에너지로 가득한 우주 공간을 '신의 마음(Mind of God)'이라고 말했다. 다시 말해 우리가 의식하든 하지 않든 나를 창조하는 것도 나 자신이고, 세계를 창조하는 주인도 바로 우리 자신이며, 우리 모두는 창조주를 드러내는 우주의 구성원인 것이다.

양자물리학의 학문적 성과는 서구사회에 패러다임의 변화를 가져왔다. 특히 '육체'만을 대상으로 병을 치료하던 서양의학이 양자 개념을 도입하면서부터 병의 원인을 '육체와 에너지, 마음'의 3중 구조로 보고, 의사들에게 통합적으로 진단하고 치료할 것을 강조하기 시작했다. 그런데 이것은 동양의학의 '정기신精氣神'에 그 뿌리를 두고 있다고 해도 과언이 아니다. '기'를 서구식으로 번역해서 새롭게 포장한 것이 '에너지의학', '파동의학', '양자의학'이다. 이것은 그들에게는 최첨단 의학이지만, 서구에서 이에 대해 연구하기 시작한 것은 불과 백 년 전이다. 여기에 비해 동양에서는 이미 수천 년 전에 인체가 눈에 보이는 '육체'와 눈에 보이지 않는 '마음', 그 둘을 이어주는 '기'로 이루어져 있다는 것을 알고, 몸과 마음의 연결성이 무너지지 않도록 심기신心氣身을 단련하는 수련을 해왔다.

우연인지 서구에서 말한 '관찰자 효과'도 동양의 선도수련 원리인 '심기혈정心氣血精'과 꼭 들어맞는다. 모든 것은 마음으로 짓는다는 '일체유심조一體唯心造'도 심기혈정과 같은 의미다. 심기혈정은 '마음이 있는 곳에 기가 모이고, 기가 모이는 곳에 혈이 모이며, 혈이 있는 곳에 정이 충만하다'는 뜻이다. 이것을 현대물리학에 대입하면, 마음(心)이 움직이기 시작하면 창조의 에너지(氣)가 움직이고, 이 에너지는 창조에 필요한 입자(血)들을 끌어오며, 이 입자들이 뭉치고 모여서 애초의 생각이나 꿈이 구체적인 물질이나 현실(精)로 나타나게 된다.

요약하면, 마음이 에너지를 생성하고 이것이 발전해 물질을 창조하니, 마음 하나만 잘 부리면 세상 모든 것을 원하는 대로 끌어당길 수 있다는 것이다.

우리의 몸과 마음이 '기'로 연결돼 있는 것처럼 동서양도 '기'로 하나가 될 수밖에 없다. 우리는 모두 에너지로 연결된 하나인 것이다. '생명전자'는 '기'에 대한 현대식 표현이다. 똑같은 '기 에너지'이지만 '생명전자'라고 부르는 순간 아주 미세하고 작은 입자, 태초의 빛 알갱이 같은 느낌이 들지 않는가? 이 작은 입자가 뇌의 구불구불한 터널과 신체 장기에 쏙쏙 들어가서 세포 구석구석까지 생명의 리듬을 만들어낸다고 상상해보라. 생명의 환한 빛이 피부 속에서부터 온몸으로 배어나올 것이다.

관찰자가 되어 생각과 감정을 바라보라

모든 물질과 현상은 결국 보이지 않는 마음의 작용이다. 눈에 보이지 않는 세계가 보이는 세계를 창조한다. 즉 마음이 원인이고, 물질과 현상은 그 결과다. 그런데 많은 사람들이 보이지 않는 것보다 보이는 현실과 결과물을 더 중요시한다. 그러다 보니 눈앞에 나타난 현상에서 문제점을 찾고, 문제를 일으킨 실체인 마음은 돌아보지 않는다.

이렇게 문제 해결의 원인을 찾지 못하면 같은 실수를 반복할 수밖에 없다. 다행히 인간에게는 자기성찰 능력이 있어서 의지를 내면, 자기가 어떤 마음의 상태에 놓여 있는지를 스스로 돌아볼 수 있다. 이 것을 의식적으로 연습하다 보면 보다 더 유연하고 창조적으로 다음 행동을 결정할 수 있다. 뇌교육에서는 자기의 상태를 바라보는 자성自 省능력(메타 인지)을 키우기 위해 '뇌와 대화하기'를 많이 한다. 예를 들면 이렇다.

기쁠 때 : "지금 나의 뇌가 기뻐하고 있구나. 아, 기분이 좋다."

화날 때 : "나의 뇌가 폭발하기 일보직전이구나. 얼른 자리를 뜨자. 운동장을 한 바퀴 돌고 나면 마음이 진정되겠지."

흥분했을 때 : "나의 뇌가 너무 들떠 있구나. 이제 마음을 좀 가라앉 히자."

스트레스 받을 때 : "나의 뇌가 잔뜩 긴장하고 있구나. 따뜻한 물로 샤워를 하고 나면 나아질 거야."

슬플 때 : "나의 뇌가 너무 슬퍼하고 있구나. 계속 이대로 둘 순 없 지. 뭔가 기쁘게 해줄 방법이 없을까?"

이렇게 '뇌와 대화하기'를 통해 뇌에게는 주인이 있다는 사실을 알려주고, 자기 자신에게도 '내가 뇌의 주인'이라는 운영자 마인드를 심어줄 수 있다. 뇌를 바라보고, 뇌와 진실한 대화를 나누며 스스로 답을 찾아가는 사람이라면 뇌의 진정한 주인이 될 수 있다. 나는 아이들에게도 "생각은 네가 아니라 네 것이다. 감정은 네가 아니라 네 것이다"
라고 가르쳐준다. 그리고 수련을 통해서 '생각과 감정을 스스로 선택
하는 법'을 알려주는데, 이렇게 하면 아이들은 눈빛부터 달라진다.

선택하면 이루어진다

마음의 원리를 깨우친 우리 조상들이, 그리고 양자물리학을 연구한
과학자들이 말하는 핵심은 '마음'과 '의식'이 본질이고, 나머지는 모두
허상이라는 것이다. '우주'라고 하는 거대한 창조의 장치를 움직이는
룰은 매우 단순하다. '선택하면 이루어진다! 정말로 간절히 원하는 것
은 이루어진다!'가 바로 그것이다. '정신일도精神一到면 하사불성何事不成
이다. 지성至誠이면 감천感天이다'라는 말도 같은 맥락의 이야기다.

무슨 일이든 신념을 가지고 끝까지 몰입하고 집중하다보면 뇌의 각
영역이 하나로 통합되어 결국 뇌간을 움직이게 된다. 의식이 뇌간에
내려가면 뇌간은 주인이 내리는 명령을 백퍼센트 수용한다. 이 상태
에서 선택하면 진짜 이루어지는 것이다. 정신력이 강하다는 것은 그
만큼 두뇌의 힘이 강하다는 것이고, 두뇌의 힘이 강하다는 것은 뇌간
의 생명력까지 마음껏 쓸 수 있다는 뜻이다.

'선택하는 대로 이루어진다'는 두뇌 운영의 법칙이자 불변의 진리다.
좋은 선택을 하기 위해 우리가 정말 주의해야 할 것은 평소 자신의

마음을 어떻게 쓰고 있는가 하는 것이다. 무의식적인 소망도 소망이고, 부정적인 기대도 기대이기 때문이다. 자신이 무슨 생각을 하고, 무슨 말을 하고, 무슨 행동을 하는지 볼 수 있을 만큼 충분히 깨어 있어야 한다. 그리고 자신의 생각과 말과 행동을 자신이 선택한 목적에 맞게 잘 조절할 수 있는 힘과 의지가 있어야 한다. 우리는 자신이 선택한 대로, 자신이 믿는 대로 경험하기 때문이다.

이 우주에는 수많은 정보가 있고, 그 정보를 현실화하는 데 쓸 수 있는 무한의 에너지가 있다. 우주는 생명전자로 가득 찬 거대한 에너지의 바다다. 이 에너지는 공짜고, 깨끗하며, 항상 신선하게 채워져 있다. 우리는 원하는 만큼 생명전자의 연료를 공급받을 수 있고, 또 이 에너지로 몸과 마음과 영혼을 강화할 수도 있다. 문제는 누가 얼마만큼 이를 끌어와서 사용하느냐 하는 것이다. 이것은 "선택하면 이루어진다"는 두뇌 운영의 법칙을 확고히 익혀 생활에서 끊임없이 반복하고 훈련하는 수밖에 없다. 그 과정에서 자신은 우주의 큰 에너지와 연결되어 있다는 것을 알고, 자기 영혼의 힘을 키우며, 자신의 꿈을 이룰 수 있다.

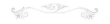

양자물리학의 '관찰자 효과'

1998년 양자물리학 분야에서 최고의 권위를 자랑하는 이스라엘 와이즈만 과학원에서는 '이중슬릿실험(Double slit experiment)'을 실시했다. 이것은 미립자의 운동성과 정체성에 대한 실험이었는데, 관찰자가 바라보는 미립자는 고체 알갱이처럼 움직이지만, 그렇지 않은 미립자는 물결처럼 움직였다. 이것을 발견한 과학자들은 소스라치게 놀랐다. 미립자의 운동성은 관찰자의 생각에 따른 결과물이었기 때문이다. 이처럼 미립자는 사람의 생각을 그대로 읽어내고 자신의 움직임을 관찰자의 생각에 따라 결정했다.

세계적인 물리학 전문지 〈물리학세계(Physics World)〉에서는 이 실험을 '인류 과학상 가장 아름다웠던 실험'으로 선정하기도 했다. 노벨물리학상 수상자 파인만Richard Feynman박사도 한 목소리를 냈다. "이중슬릿 실험을 보면 우리 마음이 어떤 원리로 만물을 변화시키고 새 운명을 창조해 내는지 한눈에 알 수 있습니다. 만물이 내 마음을 척척 읽어내는 미립자, 소립자, 에너지로 이루어져 있으니 내가 생각하고 바라보는 대로 물질이 변화한다는 것은 정말 기막힌 요술입니다. 온 세상이 당신이 바라보는 대로 춤을 추다니! 인생은 우리 스스로가 창조하는 것입니다."

　이처럼 실험자가 미립자를 입자라고 생각하고 바라보면 입자의 모습이 나타나고, 바라보지 않으면 물결의 모습이 나타나는 현상을 양자물리학에서는 '관찰자 효과(observer effect)'라고 부른다. 이것이 바로, 만물을 창조하는 우주의 가장 핵심적인 원리다. 다시 말해 미립자, 소립자, 에너지는 눈에 보이지 않는 물결로 우주 공간에 존재하다가 내가 어떤 의도를 품고 바라보는 바로 그 순간, 돌연 눈에 보이는 현실로 모습을 드러낸다. 그래서 양자물리학자인 울프 박사는 관찰자 효과를 '신이 부리는 요술(God's trick)'이라고 부르고, 미립자, 소립자, 에너지로 가득한 우주 공간을 '신의 마음(Mind of God)'이라고 일컫는다.

신의 마음과 하나가 되는 방법

양자물리학에서 말한 대로 에너지로 가득한 우주 공간을 '신의 마음'이라고 한다면, 신의 마음과 통하기 위해서는 어떻게 해야 할까? 인간의 마음이 신의 마음과 하나가 된다면 이 우주에 가득한 생명전자를 무한정으로 끌어다 쓸 수 있을 것이다. 다행인 것은 부도덕한 마음이 아니고 '신의 마음'일 때만 축복이 일어날 수 있게끔 창조주가 미리 잠금장치를 해두었다는 사실이다.

그런데 이 지구에는 두 종류의 신이 있다. 하느님 신禮과 귀신 신神이다. 하느님은 통합과 화합과 평화를 추구하지만 귀신은 분열과 경쟁과 대립을 일으킨다. 신은 신중히 선택해야 한다. 어떤 신을 선택해서 맞이하느냐에 따라 그 사람의 가치가 결정된다.

우리 민족의 3대 경전 중의 하나인 삼일신고에는 어떻게 해야 진정한 하느님을 만날 수 있는지 아주 직접적이고도 분명하게 기록해두고 있다. '성기원도聲氣願禱하면 절친견絶親見이니 자성구자自性求子하라. 강재이뇌降在爾腦시니라.' 이 말을 풀이하면 이런 뜻이다. '언어나 생각을 통해 하느님을 찾는다고 해서 그 모습이 보이는 것이 아니다. 오로지 자신의 진실한 마음을 통해 하느님을 찾아라. 너의 뇌 속에 이미 내려와 계시느니라.'

우리 선조들은 수천 년 전에 이미 참 생명의 가치와 삶의 목적이

'뇌'에 있음을 깨달았다. 인간의 실체가 무한히 순환하는 우주의 생명 전자임을 깨닫고, 인간이 걸어야 할 큰 길을 '홍익인간'에 두었다. 또 이 길을 걷기 위해 '지감止感, 조식調息, 금촉禁觸'을 생활화했다.

지감은 감정의 움직임에 동요됨이 없이 마음을 맑고 고요하게 가지는 것이다. 조식은 숨을 고름으로써 마음과 기운을 조절하는 것이다. 금촉은 외부의 온갖 감각으로부터 자신을 차단시키고 깊은 무의식 상태에 드는 수행법이다. 감정을 멈추고 깊은 호흡을 통해 자기 안의 신성을 발견하도록 한 것이다.

우리 선조들은 뇌를 통해 우주의 신비와 만났고, 우주의 주인으로서 모든 현상을 주관하고 창조할 수 있다는 것을 알았다. 멀리 떨어진 신을 믿은 것이 아니라 자신 안에 있는 위대한 신을 밝히기 위해 신인합일의 수행문화를 가지고 있었던 것이다.

우리는 땅에 두 발을 딛고 텅 빈 허공에 머리를 두고 서 있는 것 같지만 그 허공은 진동하는 우주의 기운으로 가득 차 있다. 고개를 조금만 움직여도, 말 한 마디만 내뱉어도, 아니 아무 말도 하지 않고 아무런 움직임도 없이 단지 숨 쉬는 것만으로도 허공에 미묘한 변화의 물결을 일으킨다. 머리를 스치는 작은 생각 하나가 에너지 바다인 우주에 변화를 일으키고, 그 변화는 되돌아와 우리의 몸과 마음에, 다른 사람의 몸과 마음에, 그리고 지구에 영향을 미친다.

우리의 말, 행동, 생각은 모두 진동을 타고 옆 사람에게, 또 우주로 흘러들어가는 에너지다. 우리의 삶 전체가 그렇다. 누구의 삶이든 우주에 흔적을 남긴다. 한 사람의 탄생과 죽음, 그리고 그의 삶은 사회라는 공간 속으로 파동을 일으키며 퍼져나간다. 기왕이면 신의 마음으로, 가슴 가득 사랑과 평화의 에너지를 품어 우리 주변과 사회, 이 지구와 우주에 사랑과 평화의 물결이 출렁이게 만들자.

생명전자 주고받기

생명의 비밀은 온도에 있다. 이 지구에 이렇게 많은 생명이 자랄 수 있는 것도 생명이 자랄 수 있는 적당한 온도가 유지되고 있기 때문이다. 온도에 생명이 있고 생명 속에 창조주가 있다. 온도가 없어지면 생명도 없고, 생명이 없어지면 창조주도 없다.

몸의 온도가 생명력을 결정한다

우리 몸과 뇌에게 최적의 생명 온도를 만들어주는 상태를 선도에서는 '수승화강水昇火降'이라 한다. 수승화강이란 나무에 물이 오르듯이, 우리 몸의 수水 기운은 위로 올라가 머리를 시원하게 하고, 화火 기운은 아래로 내려가 아랫배를 따뜻하게 하는 상태를 뜻한다. 수승화강에는 물과 불의 조화가 있다. 이 세상은 물과 불의 관계 속에 존재한다. 태양과 지구의 거리에 따라 지구 환경이 열대, 온대, 한대 지역으로 나뉘고, 한 지역에서도 봄 여름 가을 겨울의 순환이 일어난다. 온도에 의해 자연계에 수많은 변화가 일어나는 것이다. 물과 불은 어떤 면에서는 상극이다. 불이 강하면 물이 수증기로 사라지고, 물이 강하면 불이 꺼져버린다. 그런데 물과 불이 만나 묘한 조화점을 이루면 적당한 온도가 발생하고, 그 온도 속에서 생명이 만들어진다. 지금의 지구 생태계를 탄생시킨 온도의 균형이 조금만 달라져도 생태계는 모두 무너지고 만다.

음식을 먹고 잠을 자는 것도 우리 몸의 온도 조절 체계가 정상적으로 작동하도록 하기 위함이다. 먹고 자는 생리적인 문제뿐만 아니라 생각하고 느끼는 의식 작용도 몸의 온도에 영향을 미친다. 좋아하는 사람의 손을 잡으면 몸이 따뜻해지지만 싫어하는 사람은 스치기만 해도 썰렁해진다. 온도가 맞지 않으면 병이 나고, 자궁이 냉하면 임신이 되지 않으며, 저체온 상태가 계속 되면 병에 걸리거나 생명을 잃을 수도 있다.

사람을 불행하게 만드는 방법은 간단하다. 온도를 조금 올리든가 내리든가 하면 된다. 건강, 행복, 평화도 온도 속에 있다. 이런 상태는 숫자로 표현할 수가 없다. 물리적 용어나 화학적 용어로도 설명되지 않는다. 그런데 실제로 몸과 뇌에서 일어나는 물리적, 화학적 작용 속에서 건강한 상태, 행복한 느낌, 평화로운 의식이 만들어진다.

정신은 물질과 완전히 다른 것이라고 생각하지만, 정신 활동은 실제로 물리 화학적 현상 속에서 일어나고 있다. 정신과 물질은 하나다. 뇌와 몸도 하나다. 몸의 필요에 따라 뇌가 생겼고, 뇌가 발달하면서 몸과 뇌는 하나의 거대한 신경네트워크를 이뤘다. 그 네트워크를 활성화하는 가장 큰 환경 요인이 온도다. 따라서 우리 몸이 수승화강의 온도 체계를 잘 유지하도록 관리하는 것이 중요하다.

그럼 어떻게 하면 우리 몸에 적당한 온도를 만들 수 있을까? 생명전자를 알게 되면 우리는 스스로 온도를 만들 수 있다. 온도에 변화를 줄 수 있다는 것은 행복을 창조할 수 있다는 뜻이다. 이것은 배우는 게 아니다. 우리의 생명이 이미 완벽하게 디자인돼 있어서 원하는 곳에 의식을 집중하기만 하면 된다. 집중하면 그곳에 이미 생명전자가 있다.

보이는 몸과 보이지 않는 몸

우리가 먼저 이해해야 할 것은 인간은 육체 이외의 다른 신체를 몇 개 더 가지고 있다는 사실이다. 물질적인 차원에서는 육체(Physical body), 에너지적인 차원에서는 에너지체(Energy body), 영적인 차원에서는 정보체(Spiritual body)로 존재한다. 이 세 가지가 다 우리 자신이며, 세 가지를 다 아는 사람은 자기를 잘 아는 사람이다.

첫 번째 몸인 육체는 볼 수 있고 만질 수 있다. 두 번째 몸인 에너지

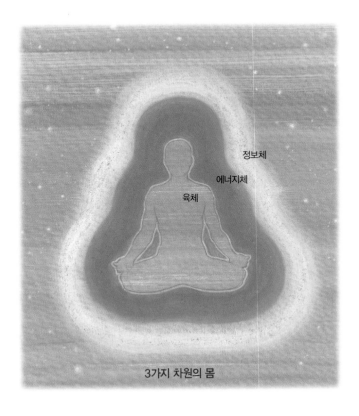

정보체

에너지체

육체

3가지 차원의 몸

체는 만질 수는 없지만 느낄 수 있으며, 감각이 예민한 사람은 눈으로 볼 수도 있다. 세 번째 몸인 정보체는 볼 수도, 만질 수도, 느낄 수도 없다. 여기서 말하는 정보는 외부에서 받아들이는 지식은 물론 상상, 생각, 아이디어, 느낌 등을 모두 포함한다. 인간은 이 세 가지 몸이 서로 불가분의 상호관계를 맺으며 하나의 유기체로 통합되어 있는 다차원적인 존재다.

생명전자는 세 가지 몸 중에서도 에너지체를 강화해준다. 보통 위나 간에 병이 나면 눈에 보이는 그 장기에만 이상이 생겼다고 믿지만 사실은 에너지체에서 미리 신호가 온다. 에너지체가 나빠지면 육체에 질병이 나타난다. 따라서 육체만 질병의 대상으로 보고 치료했을 때는 한계가 있을 수밖에 없다. 기 감각이 살아나면, 미리 에너지체 차원에서 에너지의 불균형을 바로잡아 몸의 질병을 예방할 수 있다. 에너지는 몸과 마음을, 정신과 물질을 이어주는 사다리다. 따라서 에너지를 조절하면 몸도 바꿀 수 있고, 마음도 바꿀 수 있다.

동양에서는 기생신氣生身, 기에서 몸이 나오고, 기생심氣生心, 기에서 마음이 나온다고 보았다. 병을 치료하기 위해서는 기를 바꿔야 한다. 그러면 기는 무엇으로 바꿀까? 기는 마음을 통해서 바꿀 수 있는데 뇌교육에서는 마음 대신 '정보'라는 말을 즐겨 쓴다. 우리 뇌에 부정적인 정보를 주입하면 생명전자의 파동이 흐트러져 형체에 변동이 생긴다. 이 상태가 지속되면 병원균이나 바이러스 감염, 장기 자체에 이상이 발견되고 결국 몸이 병든다. 뇌에 어떤 정보가 입력되느냐에 따라 사람을 죽이기도 하고 살리기도 한다. 이것을 전문 용어로 '정보의학'이라고 한다.

정보의학의 대표적인 예가 '플라시보 효과'다. 약효가 전혀 없는 가짜 약을 진짜 약이라고 생각하고 먹으면 정말로 약효가 발생하는 것을 말한다. 미국에 라이트라는 사람이 있었다. 그는 말기암으로 고통을 받았는데, 그의 병과는 무관한 '새로운 약'의 실험 대상이 된 후에 플라시보 효과로 암이 나았으며, 나중에 그 약이 약효가 없는 것이라는 언론 보도를 접한 후 결국은 사망했다. 이 사례는 아주 유명하다. 플라시보란 원래 가짜 약을 뜻하는 것이지만, 환자가 가짜 약을 진짜 약이라고 생각하고 약효를 믿을 때 뇌간의 무의식에서는 그 믿음에 상응하는 물리적이고 화학적인 반응이 일어나서 결국은 치유 효과를 일으키는 것이다.

이처럼 우리 뇌는 가짜와 진짜를 구분하지 못하고 정보의 진위 여부와 상관없이 믿는 대로 반응한다. 정보 처리를 얼마나 잘 하느냐에 따라서 병이 호전될 수도 있고 악화될 수 있다. 또 정보에 따라서 그 사람의 운명이 바뀌고 행복과 불행이 결정된다. 중요한 것은 우리는 뇌의 주인이고 정보의 주인이라는 것이다. 원하지 않는 정보는 언제든 지울 수 있고, 필요한 정보는 언제든 새로 입력할 수 있다는 뇌교육의 원리를 이해하고 행동으로 실천할 때 우리는 자신의 뇌와 정보의 주인이 될 수 있다.

생명전자는 배우는 것이 아니라 받는 것이다

나는 1980년 모악산에서의 수련을 통해 '내가 누구인지, 그리고 내 삶의 목적이 무엇인지'에 대한 답을 얻었다. 그러고 나서 맨 처음 한 일이 다음날 아침 평소보다 일찍 일어나 공원에 나간 것이었다. 내가 얻은 것을 다른 사람들과도 나누고 싶었기 때문이다. 그곳에서 처음 만난 사람이 반신불수의 중풍환자였다. 나는 그 사람의 불편한 곳을 만지고 두드려 주었고, 그를 마주해서 내 몸과 마음이 반응하는 대로 이러 저러한 동작을 취하며 따라 하게 했다. 누구를 만날지 미리 알고 간 것도 아니고, 무엇을 어떻게 할지 방법을 생각하고 간 것도 아니었다. 그냥 나가서 내가 마주한 사람에게 가장 적절하고 도움이 된다고 느껴지는 것을 행했을 뿐이다. 그것이 훗날 현대단학과 뇌호흡이 되었고, 지금은 뇌교육이라는 하나의 종합 학문으로 발전한 것이다.

공원에서 혼자 시작했지만 세월이 지나면서 사람들이 늘어났다. 그러다 보니 더 많은 사람들에게 수련법을 보급하기 위해 많은 지도자가 필요했고, 빠른 시간에 그만큼의 지도자를 양성하기 위해 체계화된 교육이 필요해 일정한 형식을 갖추게 되었지만, 지금도 그 기본 정신은 변함이 없다. 그 안에는 생명의 자유로움과 창조성이 있다. 나는 지금도 나의 이러한 경험을 들려주며 나의 제자들에게 '학습 중독자'가 되지 말고 비전을 설정했으면 "그냥 하라!"고 가르친다.

배운다는 것에 익숙해지고 나면 무슨 일을 하든 머리로 분석하고 계산부터 하게 된다. 또 오래 생각하다 보면 할 수 있는 일보다 할 수 없는 일이 훨씬 더 많아진다. 그리고 배운다는 것 때문에, 경쟁이라는 것 때문에 본성에서 나오는 자연스러움도 잃어버린다. 경쟁 때문에 부자연스러워지고, 평가받는 과정에서 자신도 모르게 위축된다.

어쩌면 사람들은 운동도 배우는 것이라고 생각할지 모른다. 외부에서 온다고 생각한다. 그러나 진정한 운동은 안에서부터 온다. 태초의 빅뱅과 함께 시작되었던 우주의 진동이 들어있는, 우리의 몸 속 깊은 곳에서부터 온다. 우리 몸에 생명전자의 에너지가 있다. 이 에너지는 영혼이 우리의 몸에 깃드는 그 순간부터 있었다. 생명전자는 원래 가르칠 수도, 배울 수도 없는 것이다. 눈 뜨는 법을 배우지 않아도 볼 수 있듯이, 숨 쉬는 법을 배우지 않아도 숨 쉴 수 있듯이 그냥 받는 것이고, 느끼는 것이다.

이 책 역시 생명전자의 원리를 알려주고 누군가의 경험을 통해 '생명전자가 일으킨 놀라운 기적'을 이야기할 수 있을 뿐이다. 여러분에게도 무한한 생명전자의 에너지가 잠재되어 있으니 얼른 깨워서 잘 활용해보라고 귀띔할 수 있을 뿐이다. 순수한 생명전자의 에너지와 공명하기 위해서는 순수한 마음이 필요하다.

생명전자가 깨어나기를 온 마음으로 염원하며 자기의 몸에 집중해보라. 오로지 무심한 상태로 들어가 우주의 무한한 생명력이 나타나도록 간절히 원하라. 이렇게 간절히 원하고 바라는 그 마음이 두뇌를 활용하고 몸을 활용하는 비결이다.

무한한 힘을 얻고 싶다면 '우주의 진동'에 주파수를 맞춰라

육안으로 볼 때 우리 몸은 단단하고 고정된 물체처럼 보이지만 전자 현미경으로 들여다보면 마치 끊임없이 출렁이는 바다 속처럼 보인다. 피부에 나 있는 털구멍은 바다 속 동굴 같고, 신경섬유 다발은 해류의 흐름을 따라 리듬감 있게 움직이는 해초처럼 보인다. 그러나 더 확대해서 들여다보면 90퍼센트 이상이 텅 빈 공간이다. 그러나 아무것도 없는 무無의 공간이 아니라 측정조차 할 수 없는 엄청난 에너지가 역동적으로 농축되어 있는 공간이다. 즉, 텅 빈 충만의 상태다.

인체는 기관과 장기 조직으로 이루어져 있고, 기관과 조직은 세포로, 더 들어가면 분자, 원자가 모인 것이다. 원자 속에는 텅 빈 공간이 있고, 전자의 수와 형태에 따라서 고유의 진동을 일으킨다. 그 진동이 어떤 파동을 일으키느냐에 따라 액체가 되기도 하고 고체가 되기도 하며, 부드럽게 느껴지기도 하고 딱딱하게 느껴지기도 한다. 수많은 생명전자들의 진동으로 이루어진 우리 몸은 약동하는 에너지의 덩어리다.

누구에게나 진동은 일어나고 있다. 단지 느끼지 못하고 인정하지 않을 뿐이다. 우리 몸의 세포들은 지금도 피부를 통해 들고나는 공기와 함께 가볍게 떨리고 있다. 그 떨림을 스스로 유도해서 증폭시켜주는 것이 '진동'이다. 우리 몸에서 진동을 가장 쉽게 느낄 수 있는 곳은 심장의 맥박 소리다. 인간은 잉태되는 순간, 어머니의 뱃속에서부터 어머니의 심장 소리와 함께 맥박이 뛰었다. 두근두근거리는 심장의 고동소리는 지금 이 순간도 생명을 노래하며 온 우주로 메아리치고 있다. 우주와 지구와 우리의 뇌가 하나로 진동한다. 진동은 살아 있는 생명체의 신호다. 수축과 이완, 수렴과 확장의 진동 속에서 모든 생명 현상이 이루어지고 있으며 우주가 운행되고 있다.

우리의 뇌가 무한한 가능성과 엄청난 잠재력을 가졌다고 말할 수 있는 것은 바로 우주의 근원과 연결되어 있기 때문이다. 인간이 강해 지거나 약해지거나 하는 것은 우주와 연결된 큰 기운에 동조하느냐, 아니냐에 달려 있다. 보통 사람들로서는 상상하기 어려운 대업을 이루거나 인류 역사의 물줄기를 바꾼 위인들은 자신의 타고난 고유한 진동, 즉 우주의 근원에 자신의 주파수를 맞추며 창조의 꽃을 활짝 피운 사람들이다. 대다수의 사람들이 사회적인 관념 속에 자신의 주파수를 맞추며 '경쟁과 투쟁'을 통해 목표를 이뤄나간다면 이들은 자기 안에서 들려오는 하늘의 소리, 즉 '양심의 소리'에 주파수를 맞추고 자신이 원하는 것을 진실하게 행함으로써 진정한 성공을 이룬다. 이 세상에는 부와 명예와 권력을 앞지르는 성공도 있음을 보여준 것이다.

그렇다면 우리는 어떤가? 혹 바깥의 잡다한 주파수에 진동을 맞추느라 우리 사회가 주입한 온갖 정보들에 속수무책으로 끌려 다니며 살고 있지는 않은가? 자기를 잃어버리고 '나는 키가 작다, 공부를 못한다, 가난하다, 능력이 없다, 소심하다' 등 여러 가지 이유와 비교 속에서 자신을 괴롭히고 있지는 않은가? 바로 이러한 자기 불신과 불만족이 심인성 질환을 낳는다. 우리의 진정한 자아는 그렇게 작은 존재가 아니다. 크고 밝고 아름답고 완전한 존재다. 우리에게 쏟아지는 수많은 정보들과 감정의 밑바닥에는 어떠한 정보에도 오염될 수 없는 순수한 생명이 있다. 그 환한 빛을 보려면 채널을 자기 자신한테 돌려야 한다.

밖으로만 향해 있던 안테나와 채널을 자기한테 돌리는 가장 좋은 방법이 '생명전자의 에너지'를 느끼는 것이다. 이 신성한 에너지는 오직 우리의 자발적인 선택을 통해서만 안에서부터 퍼져 나온다. 마음 깊은 곳에서부터 간절히 진동을 원할 때 영혼의 떨림으로, 눈물로, 환희심으로 자신을 드러낸다.

누구나 살아가면서 수많은 감정적, 정신적 장애들이 있을 것이다. 또 그것으로 인해 자기 안에 있는 생명전자의 환한 빛이 두텁게 가려져 있을 수도 있다. 하지만 우리는 언제든지 그 덮개를 벗기고 본래의 빛을 밝힐 수 있다. 중요한 것은 우리가 그것을 변화시킬 수 있으며, 우리가 원하는 채널을 얼마든지 선택할 수 있다는 사실이다. 생명전자의 빛은 항상 그 자리에 있으며, 그것을 밝히는 것은 언제나 우리의 선택에 달려 있다.

스스로 하는 자연치유 운동법

나는 앞서 생명전자는 '배우는 것이 아니고 그냥 받는 것'이라고 했는데 사람들은 '그냥' '자연스럽게' '있는 그대로' '스스로' '저절로'와 같은 말들을 가장 어렵게 느끼는 것 같다. 인간 생활 자체가 자율이라기보다 긴장과 통제의 연속인 데다 생명의 미세한 진동을 느낄 만큼 몸의 감각이 열려 있지 않은 탓이다.

동양의학에서는 인체에 있는 오장육부의 기능을 정상적으로 유지하기 위해 각 장부에 에너지를 공급하는 순환계인 12경락經絡이 있고, 경락 속에는 외부와 연결되어 있는 365개의 경혈經穴이 존재한다고 본다. 12경락을 고속도로에 비유하면, 경혈은 그 사이 사이에 있는 휴게소 또는 인터체인지 역할을 하는 곳이다.

현대인들은 불규칙하고 불균형한 식사, 스트레스, 부족한 운동량 등 여러 가지 이유로 경락이 막혀 있는 경우가 많다. 그런데 호흡 수련을 통해 외부의 생기가 들어오면, 몸 안에 흐르고 있던 기가 갑자기 자극을 받으면서 흐르는 길을 넓히고 막힌 곳을 뚫는다. 이 과정에서 몸이 흔들리거나 떨리는 현상이 나타나는데 이것을 '진동'이라고 한다. 마치 호스가 연결된 수도에 갑자기 물을 틀었을 때처럼 몸도 격렬하게 떨린다. 이렇게 진동을 경험하고 그 효과를 확인한 사람들은 일부러 진동 수련을 함으로써 몸과 마음을 이완시키고 깊은 명상으로 들어가기 위한 준비운동으로 대신하기도 한다. 진동을 하고 나면 막힌 경락이 모두 뚫리면서 기를 느끼는 감각이 살아나는 것은 물론 이전에 비해 기감의 폭도 훨씬 더 확장되기 때문이다.

사람들은 보통 움직이는 것보다 가만히 있는 것이 더 편안하다고 생각한다. 그러나 가만히 멈추어 있는 것이 우리 몸에는 더 부자연스러운 상태다. '정지'가 아닌 '운동'이 우리 몸의 본질적인 속성이기 때문이다. 예컨대 우리가 무의식중에 하는 하품이나 기지개는 따분한 마음의 상태나 피곤한 몸의 상태를 해소하기 위해 저절로 일어나는 동작이다. 또 가려운 데가 있으면 무의식적으로 긁고, 팔이 저리면 주무르거나 털어주고, 통증이 느껴지는 곳은 본능적으로 감싸쥐기도 한다.

하품이나 기지개는 필요할 때만 나타나는 현상이다. 마찬가지로 우리 몸속 깊은 곳에 있는 생명의 리듬과 공명하기 위해서는 그것이 나타날 수 있는 조건을 마련해주어야 한다. 몸과 마음을 편안하게 이완하고 자신의 몸에 집중할 수 있는 분위기를 만드는 것이 유일한 준비물이다. 집중하면 동작은 저절로 나타나게 되므로 의식적으로 무언가를 하지 않아도 된다. 자연적으로 일어나는 몸의 움직임에 스스로를 내맡기면 된다. 그냥 하면 된다.

생각을 그치고 느낌에 집중하라

생명전자는 지식이나 분석, 판단을 통해서가 아니라 마음을 모으고 의식을 집중함으로써 느낄 수 있다. 특히 마음이 편안하고 즐거울 때 잘 느껴진다. 이것은 뇌파와 관계가 있는데 뇌파가 평소보다 느린 알파파 상태에서 에너지가 잘 느껴진다. 일상생활을 할 때의 뇌파는 대부분 베타파이고, 막 잠이 들었을 때는 알파파, 천연색으로 꿈을 꿀 때는 세타파가 나타난다. 뇌파가 높을수록 마음은 혼란해지고, 에너지 소모가 많아진다. 화를 내는 상태에서는 뇌파가 굉장히 높아지고, 뇌파가 더 높아지면 자신을 통제하지 못하는 광란의 상태가 된다.

반대로 뇌파가 낮아지면 마음은 고요하고 편안해지며 집중력이 늘고 창의력이 생긴다. 과학자들이나 예술가들이 휴식을 하거나 산책을 할 때 갑자기 영감이 떠올랐다고 하는 경우도 뇌파가 알파파와 세타파로 낮아지면서 나타난 현상이다. 만약 자신의 뇌파를 조절할 수 있다면 자동적으로 일어나는 무의식적인 생각과 감정들도 의식적으로 바라보고 선택할 수 있을 것이다. 아주 순수한 의식 상태에서 내면의 선택이 일어나고, 그 힘이 강해져서 무의식적으로 일어나는 습관의 힘을 이겼을 때 뇌간의 무한한 생명력이 주체가 되어 내 몸과 뇌를 사용할 수 있게 된다.

산만한 뇌파를 안정된 뇌파로 바꾸고 싶다면 2장 실천편에 나오는

'기운과 놀기'를 충분히 해보라. 생명전자는 우리가 집중하는 곳으로 이동한다. 손의 기감을 키우는 과정에서 기운을 움직이는 주체가 '마음'이라는 사실을 확인하게 될 것이다. 기운을 느끼기 위해 마음을 우리 몸의 한 부분에 집중하면 가장 먼저 뇌파가 하나로 통일된다. 뇌파가 통일되면 기운이 더 많이 모이고, 그 속에서 뇌는 더 깊은 안정을 취할 수 있다. 에너지의 느낌이 깊어지면 모든 생각과 감정이 끊어진다. 그래서 기운 느끼기를 '지감止感'수련이라고 한다. 이 상태가 되면 몸은 아주 가벼워지고 마음도 즐거워진다. 얼굴에는 웃음이, 가슴에는 사랑과 평화로움이 가득해진다.

생각이 복잡하거나 일이 안 풀릴 때는 얼른 생각에서 빠져나와 느낌의 세계로 들어가보라. 에너지가 부족할 때는 좋은 생각을 하기가 어렵다. 산만하고 복잡한 생각은 에너지를 소모시킨다. 하지만 느낌에 집중하면 에너지가 풍부하게 채워진다. 불행을 자초하는 사람들의 공통점은 부정적인 생각을 끊임없이 반복한다는 데 있다. 부정적인 생각이 불행한 감정을 만든다. 생각을 긍정적으로 바꿔보려고 노력해도 동일한 수평선상에 있는 생각을 생각으로 이기기는 쉽지 않다.

이럴 때는 보다 차원 높은 느낌의 세계로 이동해야 한다. 몸에 집중해 에너지의 느낌을 키우다 보면 불행한 생각, 외롭고 슬픈 감정이 저절로 끊어진다. 생명전자의 큰 기운 속에 있을 때 우리는 상처받은 영혼을 치유할 수 있고, 잃어버린 자신감도 회복할 수 있다.

시든 화초와 죽어가는 물고기를 살리다

박수를 치면서 신나게 노래를 부르면 손이 내장과 연결되어 있어 내장 마사지가 되고, 또 여럿이 함께 노래하고 박수를 치다 보면 밝은 에너지가 증폭되니 자연스레 기분이 좋아진다.

한 연구에 따르면, 하루에 5분 정도 박수를 치면 우리 수명이 125세까지 늘어난다고 한다. 그러니 박수칠 일이 있으면 아낌없이 박수를 쳐주고, 없을 땐 스스로를 격려하는 박수를 쳐보라. 그렇게 뜨거워진 손으로 기감을 키우는 훈련을 하면 집중이 더 잘 될 것이다. 길을 걸을 때도 손바닥을 위로 아래로 뒤집어가며 허공에 가득 찬 하늘의 기운과 땅의 기운을 느껴보라. 물 속에서 물을 가른다거나 하늘을 어루만진다거나 땅을 민다거나 하는 상상력을 동원하면 더욱 효과적으로 기운의 흐름을 감지할 수 있다.

손에 기운을 집중하면 집중하는 만큼 에너지가 생긴다. 손의 온도를 재보면 실제로 1도에서 1.5도 정도 체온이 상승한다. 이렇게 기운으로 따뜻해진 손을 몸이 불편하거나 통증이 있는 곳에 올려놓으면 통증이 이내 사라진다. 또 시들시들한 화초에 손바닥으로 기운을 쬐어주면 얼마 지나지 않아 화초가 생생해진다. 한 수련생은 어항에 있던 물고기 한 마리가 다 죽어가서 격리 조치해 놓은 것을 보고, 그 물고기가 살아나기를 바라며 3분간 집중적으로 생명전자를 보냈는데 다음 날 아침에 물고기가 생생하게 살아 있는 것을 보고 기쁨의 편지를 보내오기도 했다.

생명전자는 말 그대로 모든 생명을 살리는 에너지다. 재미있는 것은 생명전자를 받을 때는 에너지를 잘 못 느끼던 사람도 줄 때는 확실히 강력한 기운을 느낀다는 것이다. 생명전자를 통해 "베풀수록 더 크게 받는다"는 에너지의 법칙을 체득할 수 있다. 생명전자를 주고받는 과정에서 눈에 보이지 않는 '마음 쓰는 법'을 배우게 되는 것이다.

말과 생각이 에너지의 형태를 결정한다

일본에서 물을 연구하는 에모토 마사루 박사는 인간의 말이 물에 전달되면 물의 결정이 아름답거나 일그러진다는 연구 결과를 발표해 세간을 놀라게 한 적이 있다. "사랑합니다"라는 말을, 물이 든 비커에 써서 붙여놓고 며칠을 놔둔 후에 물을 얼려 그 결정 사진을 찍어보았더니 보석처럼 빛나는 아주 아름다운 육각수 모형을 띠었고, 반대로 같은 물에 "망할 놈"이라고 써놓고 사진을 찍어보았더니 마치 폭격 맞은 것처럼 칙칙한 색깔에 형체가 파괴된 흉한 모습이 나타났다.

그가 이 실험을 반복하며 내린 결론은, 물이 대자연의 생명 현상과 일치하는 말에는 아름다운 육각수를 만들지만, 자연의 섭리와 반대되는 오염된 말에는 결정을 만들지 않는다는 것이다. 중요한 것은 많

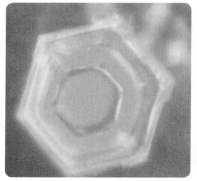

증류수의 결정체

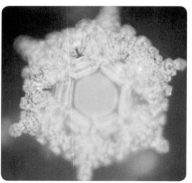

'사랑' 또는 '감사'라는 단어를 말했을 때
물의 결정체

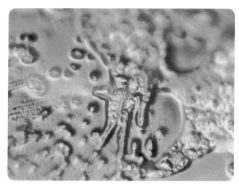

"너는 내게 상처를 줬어. 너를 죽여버릴
거야"라고 말했을 때 물의 결정체

말과 생각의 에너지가 물의 결정에 미치는 영향

은 사람들이 이 사진을 보면서 자신을 돌아보게 되었다는 사실이다. 우리 인체가 75퍼센트의 물로 이루어졌다는 것과 우리 뇌의 80퍼센트가 물이라는 사실을 상기하고 나면 그동안 자기 자신을 어떻게 대해왔는지, 또 앞으로 어떻게 대해야 할지 생각하지 않을 수가 없다.

그렇다면 오염된 물에다 "사랑합니다"라고 하면 어떻게 될까? 금방 변하지는 않지만 계속 해주면 결국은 물 결정이 아름답게 변한다. 모든 정보에는 에너지가 있다. 에너지의 밀도가 높아져 임계점에 이르면 물질도 변한다. 물이 99℃까지는 물로 존재하다가 100℃가 되면 수증기가 되는 이치와 똑같다.

자기 자신에게도 마찬가지다. 사랑하는 마음을 계속 쓰면 사랑스러운 얼굴이 되고, 미워하는 마음을 계속 쓰면 미운 얼굴이 된다. 얼굴은 얼이 들락날락거리는 굴이며, 우리의 마음이 가장 잘 드러나는 곳이다. 그러니 '굴' 수술만 할 게 아니라 태양 같은 밝은 마음인 '얼'을 키워야 한다. 얼이 환하게 비칠 때 사람은 그야말로 눈부시게 아름다워진다.

모든 생각에는 에너지가 있고 이 에너지는 주파수를 갖는다. 라디오 주파수를 맞추거나 텔레비전의 채널을 맞추는 것처럼 어떤 생각에 주파수를 맞추느냐에 따라 불러오는 에너지가 달라진다. 또 어떤 생각이 신념이 되어 우주의 근원과 우리 뇌가 공명할 때 뇌를 100퍼센트 활용할 수 있게 된다. 뇌파가 우주의 순수한 파동으로 통합되면 온몸에 정상 파동의 정보가 전달되고 우리 몸속에 있던 병든 세포는 깨끗하고 건강한 세포로 다시 태어난다.

하지만 의심과 두려움에서 비롯된 부정적인 신념은 인체의 면역력과 자연치유력을 떨어뜨리는 주범이 된다. 사랑하는 마음, 감사하는

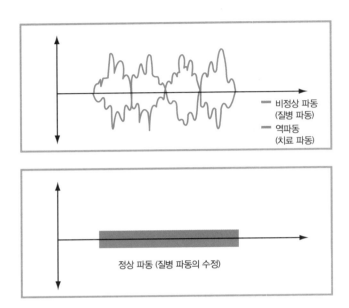

비정상 파동(질병 파동)에 역파동(치료 파동)을 흘려보내면 정상 파동으로 변한다.

마음은 혈액 속에 독소도 소멸시키지만 증오하는 마음, 원망하는 마음은 뇌를 위축시키고 인체에 중금속만큼이나 유해한 독소를 만들어 낸다.

그동안 몸속에 부정적인 정보를 많이 흘려보냈다면 지금부터는 사랑의 생명전자를 흘려보내라. 비정상 파동(-)을 정상 파동(0)으로 만드는 방법은 역파동(+)을 보내는 것이다. 우주의 생명전자에 주파수를 맞추면 생명전자가 뇌간에서 장기로, 장기에서 세포로, 세포에서 더 작은 소립자에 이르기까지 생명의 진동을 전달함으로써 균형이 깨지고 흐트러진 세포를 본래의 건강한 상태로 되돌려놓는다.

생명은 사랑과 관심을 먹고 자란다

물 실험과 마찬가지로 뇌교육을 시행하는 학교에서는 양파 실험을 많이 하는데 방법은 비슷하다. 두 개의 양파를 같은 조건에서 키우면서 한쪽에는 따뜻한 마음으로 "사랑해, 너는 잘 자랄 거야. 어서 빨리 건강하게 잘 크거라"라는 긍정적인 말을 계속 해주고, 한쪽에는 "바보, 멍청이, 너는 곧 죽을 거야"라고 부정적인 말을 계속 들려준다. 그렇게 하면 좋은 말을 듣고 자란 양파는 파란 잎을 힘차게 뻗어 올리면서 잘 자라는 데 비해, 나쁜 말을 듣고 자란 양파는 힘이 없고 성장 속도도 느린 것을 확인할 수 있다.

또 다른 실험에서는 하나를 더 추가해, 양파에게 아무런 관심도 보이지 않도록 물만 갈아주고 눈길을 주지 않도록 했는데, 세 종류의 양파 중에서 성장 속도가 제일 느린 것으로 나타났다. 이처럼 사람이나 생명체의 성장에는 사랑과 관심이 필수적이며, 미워하는 것보다 더 치명적인 것이 무관심임을 확인할 수 있다.

교사들 이야기를 들어보면, 이 실험을 하고 나면 아이들은 확연하게 달라진다고 한다. '말 한 마디로 천냥 빚을 갚는다. 말은 사람을 죽일 수도, 살릴 수도 있다'는 교사의 훈시가 그제야 제대로 먹히기 시

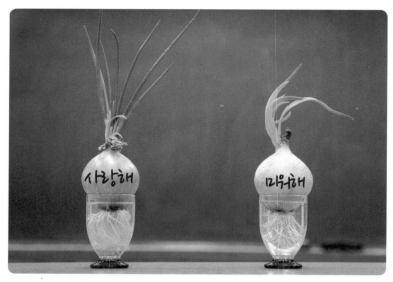

말과 생각의 에너지가 양파의 성장에 미치는 영향. "사랑해"라고 말해준 양파는 건강하게 자란 반면, "미워해"라고 말해준 양파는 시들하고 성장 속도도 느리다.

작하는 것이다. 그 전에는 쑥스러워서 감정 표현을 못 하던 아이들도 양파실험 후에는 "사랑합니다, 감사합니다"라는 말을 자연스럽게 건네게 되고, 습관적으로 욕설을 퍼붓거나 친구를 조롱하던 아이들도 고운 말을 하려고 애쓰는 모습이 역력하단다. 또 이런 분위기가 형성되다보니 왕따로 괴로움을 당하는 아이도 없어졌다고 한다.

말은 '마음의 알맹이'라는 뜻을 담고 있다. 마음 속에 어떤 생각을 하고 있느냐에 따라 그 사람의 말의 내용이 결정된다. 똑같은 말이라도 하늘의 마음과 연결된 '말씀'은 존재 깊숙이 파고드는 힘을 가지고 있다. 또 군더더기 없이 명확하여 사람들을 깊은 명상과 삶에 대한 통찰로 이끌어준다. 그러니 말 한 마디의 힘을 체득하고 좋은 말을 쓰는 습관을 들여라. '자신이 매일 어떤 말을 습관적으로 쓰고 있는지 관찰하고, 긍정적이고 희망적인 말로 스스로의 앞길을 환하게 열어보라.

'사랑한다, 감사하다, 좋아한다, 행복하다, 이해한다, 즐겁다, 건강하다, 신난다, 자신 있다, 힘이 난다, 신뢰한다'는 행복한 사람이 되기 위해서 우리가 습관적으로 써야 할 말들이다. 이런 말들은 우리 삶에 활력을 불어넣고, 인체의 면역력을 높여주며, '말씀'에 더욱 가까운 생활로 이끌어준다. 자라나는 아이들에게 다른 것에 우선해 '말의 중요성과 생명에 대한 사랑'을 일깨워줄 수 있다면 우리 사회도 훨씬 더 밝고 건강해질 것이다.

인격은 '기의 청탁'이 결정한다

자연은 자기를 고집하지 않기 때문에 주변 환경에 있는 그대로 공명한다. '자연스럽다'는 말은 인위적으로 꾸밈이 없는 순수한 그 자체를 말한다. 물이나 양파처럼 자연에 있는 모든 생명체는 그저 우리 마음을 있는 그대로 비춰줄 뿐이다. 우리가 선의로 가득한 마음을 불어넣느냐, 악의에 찬 마음을 불어넣느냐에 따라서 자연의 모습도, 또 우리 몸속에서 생성되는 에너지의 수준도 달라진다. 우리가 편안하고 즐겁고 사랑하는 마음을 갖게 되면 우리에게는 맑고 순수한 기운이 모여들고 생성되어 이로 인해 자신과 주위 사람들까지 편안함과 행복을 느끼게 되고, 모든 일이 순조롭게 풀린다.

그러나 우리 마음이 피해의식과 자만심, 이기심으로 오그라들어 시기심, 분노, 미움 등의 좋지 않은 감정에 싸이게 되면 주변에 탁한 에너지가 모여들고 생성되어서 자신의 몸도 답답하고 건강하지 못하게 되며 주위 사람들도 왠지 기분이 꺼려져 가까이 다가오지 않게 된다.

우리가 쓰는 말 중에는 '기가 약하다, 기가 세다, 기가 찬다, 기가 막힌다, 기절초풍하겠다, 기분이 나쁘다, 분위기가 좋다, 상기되다, 기진맥진하다'와 같이 기운을 표현하는 말들이 많다. 기가 우리 몸 안에서 잘 흘러 기의 분배가 잘 이루어지면 기분이 좋다고 하고, 기가 잘 흐르지 못하고 막히면 '기분이 나쁘다'고 말한다. 사람과 사람 사이에 기가 잘 흐르면 '분위기'가 좋아지고, 잘 흐르지 못하면 문제가 생긴다.

또 상대방의 기를 볼 줄 모르면 그 사람의 마음을 잡을 수가 없다. 그래서 사업가들은 먼저 상대방의 기색을 살핀다. 얼굴에는 그 사람의 기와 색깔이 잘 드러나 있다. 피곤한 기색으로 앉아 있는 사람에게 자기 말만 장황하게 한다거나, 하는 말마다 기분을 나쁘게 만드는 사람이라면 두 번 다시 대면하고 싶지 않을 것이다.

사람의 인격은 곧 그 사람에게서 나오는 에너지의 질, 기의 청탁에 따라 결정된다. 그리고 그 에너지의 질은 그 사람의 마음, 그 사람의 생각과 감정과 행동의 수준과 같다. 누구나 마음을 크게 열어서 우주의 맑고 큰 에너지인 생명전자와 연결되면 몸에 맑은 기운이 넘치고, 마음에는 즐거움이 넘치게 되어, 사고와 행동이 적극적으로 변하고, 기질이 바뀌면서 인격이 성장하는 것을 느낄 수 있다.

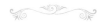

'에너지 공명'과 '에너지 동조화'의 원리

● **에너지 공명 현상**

A와 B 두 개의 소리굽쇠가 있는데 A를 치면 소리가 '윙' 하고 울린다. 잠시 후 그 진동을 손으로 멈추면 B 소리굽쇠가 똑같이 '윙' 하고 울리기 시작한다. 이것을 '공명 현상'이라고 한다. 진동수가 같은 두 개의 사물은 공명 현상을 일으키고, 서로 가지고 있던 에너지를 높여간다. 완벽하게 똑같은 진동수를 갖고 있다면 거리와 관계없이 서로 통한다.

에너지가 공명하면 에너지에 실린 정보도 함께 교류되어 서로 말하지 않아도 더 깊이 알 수 있다. 끼리끼리 모인다는 뜻의 유유상종類類相從이란 말도 같은 의미다. 같은 진동수를 가진 에너지는 그와 비슷한 성질의 에너지를 끌어당긴다. 이런 원리 때문에 진동수가 비슷한 사람은 처음 만나도 예전에 자주 만났던 사람처럼 바로 친근해지는 것이다.

● 에너지 동조화 현상

제각기 추가 다르게 움직이는 괘종시계를 벽에 걸어두었다. 하루 이틀이 지나면 모든 추들이 일제히 같은 방향, 같은 속도로 움직이게 된다. 진동이 빠른 진동자가 느린 진동자를 자기 쪽의 속도에 맞추게 하기 때문이다. 이것을 '동조화 현상'이라고 한다.

에너지 동조화 현상처럼 우리 마음도 에너지 파동의 힘이 큰 쪽으로 따라간다. 아이는 부모의 에너지에 동조하고, 학생은 교사의 에너지에 동조하고, 직원은 사장의 에너지에 동조한다. 또 개인은 가정, 조직과 사회, 국가와 인류의 전체 에너지장에 동조한다. 전체 집단의 에너지장이 아주 밝고 긍정적이라면 내 마음이 조금 어두워도 이내 기분이 밝아지고 좋아진다. 하지만 내가 아무리 기뻐도 전체가 어두우면 내 마음도 온전히 기쁘거나 행복해질 수 없다.

두뇌의 힘을 키우는 생명전자

사람의 두뇌는 기능을 중심으로 대뇌피질, 대뇌변연계, 뇌간으로 나눌 수 있다. 대뇌피질은 대뇌의 가장 바깥 부분으로, 뇌 중에서도 가장 나중에 생긴 부분이다. 사람에게만 특히 발달했기 때문에 '인간 뇌'라고도 불린다.

뇌의 3층 구조

사람의 대뇌피질은 그 크기가 개나 고양이의 10배가 넘으며 신경세포도 140억 개나 모여 있다. 인간의 두뇌 중에서도 가장 진화된 부분이라고 할 수 있으며, 언어 활동을 토대로 기억하고, 분석하고, 종합하고, 판단하고, 창조하는 인간 고유의 두뇌활동이 이루어진다.

우리가 무엇인가를 기억하고 배울 수 있는 것은 다 대뇌피질 덕분이다. 대뇌피질의 뛰어난 학습능력이 아니었다면 인간은 그저 다른 동물과 같은 차원에 머물고 말았을 것이다. 하지만 대뇌피질 부분이 지나치게 커지면서 생긴 부작용도 있다. 분별하고 분석하고 판단하는 대뇌피질은 때때로 우리의 기본적인 욕구와 감정을 억압함으로써 정서적 안정을 해치고 기본적인 생명 활동에 장애를 가져오기도 한다.

두뇌 전체의 활용 측면에서 볼 때, 아무리 대뇌피질을 잘 활용한다 해도 그것만으로 모든 일을 해결할 수는 없으며, 인생의 즐거움 역시 제대로 맛볼 수 없다. 하지만 두뇌의 활동을 이야기할 때 우리는 자칫하면 대뇌피질에만 관심을 갖기 쉽다. 그러나 인간의 고상한 사고는 두뇌 전체 활동의 5퍼센트 정도에 지나지 않는다. 나머지 95퍼센트는 먹고 자는 등 본능적 욕구를 충족시키는 데 쓰인다.

뇌간의 윗부분을 감싸고 있는 대뇌변연계는 개나 소, 말 등의 포유

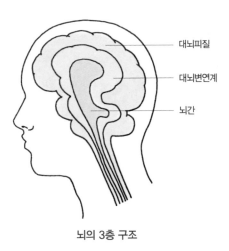

뇌의 3층 구조

동물의 진화단계에서 생겼으며 공포, 분노, 쾌락, 식욕 등 다양한 감정 반응과 운동신경을 관리한다. 대뇌피질이 생긴 지는 고작해야 4백만 년 정도지만 대뇌변연계는 2억 년 전부터 있었다.

뇌의 세 층 가운데 가장 아래쪽에 있는 것이 뇌간이다. 뇌간은 파충류의 진화단계에서 나타났으며 호흡과 소화, 순환계 및 생식계 등 기본적인 생명 기능을 관장한다. 뇌간은 생명을 직접 관리하기 때문에 대뇌피질의 명령 없이 자율적으로 움직인다.

깊은 최면 상태에서 "지금 당신의 손바닥에 뜨거운 동전을 올려놓습니다"라는 암시를 주고 100원짜리 동전을 손바닥에 올려놓으면 물집이 생긴다. 최면 상태에서는 대뇌피질의 모든 판단 기능이 차단되어 주어진 암시를 그대로 뇌간까지 전달하기 때문에 일어나는 현상이다.

생명을 유지하는 기능을 맡은 뇌간은 일단 어떠한 정보가 도달하면 그 정보를 100퍼센트 그대로 받아들이므로 실제로 화상을 일으킬 정도의 자극이 주어졌을 때와 똑같은 방식으로 반응하는 것이다. 생명전자 수련은 뇌의 3층 구조 중에서 바로 이 뇌간의 기능을 활성화시켜 생명력을 극대화하는 방법이다.

생명전자는 뇌간의 생명 현상을 극대화한다

생명전자의 에너지는 두뇌의 가장 심층부에 있는 뇌간으로 바로 들어간다. 따라서 뇌간의 원초적인 생명 현상이 강화된다. 뇌간의 에너지는 작은 진동을 일으키며 뇌수에서부터 시작해서 장기를 거쳐 전신으로, 우주를 향하여 한없이 뻗어나간다. 잃어버린 생명의 리듬과 사이클을 회복하는 생명전자의 진동파가 우리 자신을 치유하고 나아가서는 자기와 연결된 가족, 사회, 국가, 그리고 이 지구를 치유한다.

현대문명은 대뇌피질이 지배하는 세상이다. 검색하고 비교하고 판단하는 대뇌피질의 세계는 우리에게 끊임없는 긴장을 요구한다. 좀더 빠르게, 좀더 많이, 좀더 정확하게 등등 수많은 요구를 하며 우리를 자꾸 몰아세운다. 대뇌피질 속에는 의심과 근심걱정이 살고 있다. 대뇌변연계 속에는 두려움과 공포가 있다. 그리고 두뇌의 가장 깊은 곳인 뇌간에 우주의 큰 사랑이 있다. 대뇌피질과 대뇌변연계에서 벗어나 뇌간의 세계로 들어갈 때 우리는 우주의 근원에서 시작된 순수한 생명을 만날 수 있고 진정한 휴식을 취할 수 있다. 뇌간은 무한한 생명과 연결되어 있는 생명의 강이다. 뇌간의 느낌은 머리가 아닌 가슴으로 전해져온다. 뇌간에서 발생한 생명의 파장이 세포에까지 깊숙이 전달되지 못하고 단절되면 스트레스가 쌓이고 몸의 균형이 깨진다.

대뇌피질과 대뇌변연계의 소음을 잠재우고, 뇌간이 가진 순수한 에너지 파동과 우리의 순수한 의식을 일치시키는 과정에서 생명력이 폭발한다. 마치 파동수가 같은 한 쌍의 소리굽쇠가 서로 공명을 일으키듯 우리의 의식이 뇌간으로 들어가면 생명전자의 에너지 파동은 말단 세포 구석구석까지 공명을 일으키며 진동하는 과정을 통해 생명 현상을 극대화한다.

뇌의 면역 체계

우리 뇌 속에는 긍정적인 정보와 부정적인 정보가 동전의 양면처럼 공존하고 있다. 따라서 부정적인 정보의 영향을 극복하고 긍정적인 정보를 선택하기 위해서는 삶에 대한 확고한 가치관이 있어야 하고, 자신감과 의지가 필요하다. 예를 들면 '나는 할 수 있어'와 같은 자기 암시로 쉽게 부정적인 정보를 극복할 수 있는 것은 아니다. 우리의 뇌가 그렇게 호락호락하지 않기 때문이다. "난 할 수 있어"라고 아무리 소리 질러도, 우리의 뇌는 "그래, 어디 한 번 해봐"라고 말한다. 그리고 내 주장을 반증할 만한 사소한 증거만 있어도 "봐, 안 되잖아"라고 말한다.

스스로에 대한 믿음을 갖기 위해서는 자신의 말에 대한 확인이 필요하다. 물론 그 확인의 강도에 따라 우리가 보통 '깨달음'이라고 부르는 체험처럼, 단 한 번의 확인으로 모든 관념적인 정보들의 속박을 일거에 날려버릴 수도 있다. 하지만 보통은 조금만 틈을 보여도 온갖 의심과 두려움이 득달같이 달려들기 때문에 꾸준히 자신을 확인하지 않으면 안 된다.

자신을 확인하는 방법은 말이나 생각이 아니라 자신의 행동이다. 자신의 행동을 통해 스스로에게 자신이 어떤 사람인지 보여주고, 뇌의 신뢰를 얻어내야 하는 것이다. 자신에 대한 믿음은 하루아침에 만들어지지 않는다. 그것은 오랜 시간 공을 들여서 축적하고 관리해야 하는 에너지이고 자산이다. 사소하고 작은 것부터 정성을 다해 하나씩 이루어나갈 때 스스로에 대한 믿음이 쌓이고 그러한 믿음이 결국에는 그 어떤 부정적인 정보라도 "후" 하고 날려버릴 수 있는 힘을 갖게 해준다.

이미 우리의 뇌 속에 들어와 있는 정보들뿐만 아니라, 하루에도 수없이 드나드는 무수한 정보들의 부정적인 영향으로부터 우리 자신의 뇌를 보호하는 것도 중요하다. 부정적인 정보들의 영향으로부터 우리를 지켜줄 수 있는 것은 올바른 가치관이고 삶의 원칙이다.

건강한 철학이 수많은 정보의 바이러스로부터 우리 뇌의 건강을 지켜준다. 언제 어떤 상황에서든 적용되는 삶의 가치관은 뇌에 있어서 면역 체계와 같다. 마치 우리 몸의 면역 기능처럼 이러한 가치 기준은 우리의 뇌를 드나드는 수많은 정보들을 점검하고, 우리의 뇌가 잘못된 정보에 오염되지 않도록 지켜주며, 혹시 잘못된 정보가 들어와 균형을 잃었을 때도 원래의 균형을 찾을 수 있도록 도와준다. 뇌의 건강을 지키기 위해서라도 '홍익弘益'이라는 큰 삶의 원칙을 정해두고 사는 것이 중요하다.

꿈을 현실로 만드는 방법

'선택하면 이루어진다'는 두뇌 운영의 법칙에도 불구하고 여전히 많은 사람들이 꿈은 꿈대로, 현실은 현실대로 분리된 삶을 살고 있다. 왜 어떤 사람은 선택하면 이루어지고 어떤 사람은 이루어지지 않을까? 왜 원하는 것은 이루어지지 않고, 원하지 않는 것만 계속 이루어질까? 왜 어떤 것은 딱 한 번만 생각했는데도 이루어지고 어떤 것은 아무리 생각해도 이루어지지 않을까?

꿈을 이루는 원칙은 간단한데 꿈을 이루는 데 방해가 되는 요인은 셀 수 없이 많다. 그렇다면 어떻게 해야 꿈을 현실로 만들 수 있는지 차근차근 살펴보자.

자신이 무엇을 원하는지 꿈을 분명히 하라

꿈을 이루기 위해서는 자신이 무엇을 원하는지 정확히 알아야 한다. 사람들은 대부분 자신이 무엇을 원하지 않는지를 더 잘 안다. 자기가 원하는 것에 대한 명확한 그림이 없기 때문이다. 정말로 원하는 꿈이라면 생각만 해도 신이 나고 열정이 솟을 것이다. 겉으로는 드러내지 않는다 하더라도 무의식에서는 언제나 그 꿈을 느끼고, 꺼내 보고, 생각할 것이다.

그런데 꿈을 떠올려도 아무런 감흥이 일어나지 않는다면 머릿속의 생각과 내면의 욕구가 서로 다른 것이다. 또 원하는 것이 수시로 바뀐다면 꿈이 실현되는 일도 그만큼 어려워질 수밖에 없다. 그렇다면 어떻게 해야 할까? 자신이 진짜 원하는 것이 무엇인지 자기 뇌에게 물어야 한다. 뇌가 스스로 답을 찾도록 하는 것이다.

대뇌피질 차원에서 "내가 원하는 게 뭐지?"라고 물어보면 뇌는 생각에서 답을 찾을 것이다. 대뇌변연계 차원에서 물어보면 뇌는 감정과 욕망에서 답을 찾을 것이다. 하지만 생각이나 감정 수준에서는 아무리 원해도 뇌가 실현하지 않는다. 그래서 끝까지 물어야 한다. 끝까지 간절하게 물으면 생명과 연결된 뇌간에서 우주가 답을 해준다.

원하는 것도 실현되지만 원하지 않는 것도 실현된다

우리의 뇌는 우리가 집중하는 것을 이뤄낸다. 늘 병에 걸리지 않았으면 좋겠다고 생각하는 사람의 뇌는 병을 끌어들인다. 늘 돈이 없다고 푸념하는 사람의 뇌는 가난을 끌어들인다. 이처럼 사람들은 건강하기를 원하면서도 병에 대해서만 생각하고, 부자가 되기를 원하면서도 가난만 떠올린다. 그렇게 해서는 결코 꿈이 이루어지지 않는다. 뇌는 자신이 가장 오랫동안, 자주, 많이 생각하는 것을 먼저 실행하기 때문이다.

사람은 하루에 6만 가지 생각을 한다는데 이 생각들 중에서 긍정적인 생각과 부정적인 생각의 비율이 얼마나 될까? 잭 캔필드의 연구에 따르면 사람이 하루에 듣는 비판이 칭찬에 비해 6배나 많다고 한다. 그렇다면 나의 뇌는 무엇을 실행할까? 뇌는 우리가 자주 생각하는 것을 주인의 최고 관심사라고 믿는다. 그래서 다른 것에 우선해서 그것을 실행에 옮긴다.

뇌파를 순수뇌파 상태로 만들어라

꿈을 상상할 때는 항상 기어를 중립 상태에 놓아야 한다. 생각이나 잡념이 계속 일어날 때는 생각을 그친 후에 상상을 해야 한다. 의식의 표면에서 꿈을 입력하는 것과 깊은 명상 상태에서 입력하는 것은 뇌가 반응하는 정도가 다르다. 깊이 빠르게 자신의 의사를 전달하고 싶다면 고요함 속으로 들어가야 한다.

먼저 고개를 도리질하듯 좌우로 움직이는 뇌파진동을 해보라. 순수뇌파가 되면 불필요한 모든 생각이 끊어진다. 생각이 끊어지면 감정도 사라지고, 마음이 텅 빈 것처럼 무심한 상태가 된다. 바로 이때 내가 원하는 것을 입력하면 100퍼센트 입력이 된다. 아무것도 없는 텅 빈 백지 위에다 새로운 그림을 그리는 것이다.

고정관념과 한계정보를 극복하라

상상을 할 때 고정관념과 한계정보가 먼저 떠오르면 새로운 도전을 할 수가 없다. 자신의 관념과 도덕적 판단에 따라 "이건 될 거야, 이건 안 될 거야"라고 판단하는 순간, 뇌는 그것을 먼저 실행하고 만다. 사람들이 성공한 모습을 상상하려고 노력해도 잘 안 되는 것은 자동적으로 일어나는, 과거의 실패 경험에 대한 정보 때문이다. 그 두터운 회로 위에 새로운 생각을 살짝 얹어봐야 뇌는 꿈쩍도 안 한다.

이럴 때는 몸의 에너지부터 바꿔야 한다. 뇌파진동으로 우리의 신체와 두뇌에 고여 있는 탁한 에너지를 모두 털어버리고 우주의 근원적인 에너지와 만나야 한다. 뇌를 흔들어 우주의 생명력이 뇌와 몸속으로 흘러들어오도록 하라. 근원의 에너지와 연결되면 마음이 차분해지면서 자신을 성찰할 수 있는 진정한 지혜와 용기를 얻게 된다. 자신의 발목을 붙들고 있던 과거의 습관과 태도에서 벗어날 수 있는 힘을 얻게 된다.

브레인스크린 활용하기

생명전자 수련을 하다 보면 특정한 이미지를 떠올리거나 상상하는 경우가 많다. 일상에서 흔히 보는 익숙한 것들은 수련 초보자들도 눈을 감고 쉽게 떠올릴 수 있다. 하지만 그렇지 않은 이미지를 떠올릴 때는 어려움을 겪는 이들이 종종 있다. 이럴 때는 브레인스크린을 활용하면 큰 도움을 받을 수 있다. 생명전자를 송수신하는 장치라고도 설명하는 브레인스크린이란 과연 무엇이며, 어떻게 활용할 수 있는지 알아보자.

'브레인스크린'이란?

브레인스크린은 명상의 도구로, 일반 명상이 '이완'에 목적을 둔다면 브레인스크린은 '이완을 통한 창조'에 그 목적이 있다. 명상으로 몸과 마음이 편안해지고 머리가 맑아지면 복잡하고 산만한 뇌파가 순수뇌파로 바뀌면서 우리의 의식이 뇌의 심층부에 있는 뇌간까지 내려가게 된다. 이때 '나'라는 표면의식이 사라지고 아주 평온한 무심의 상태를 체험하게 되는데 이 상태에서 나타나는 텅 빈 '빛의 화면'을 나는 '브레인스크린'이라고 부른다.

명상을 통해 뇌를 지속적으로 정화하고 관리해주면 24시간 브레인스크린이 켜진 상태를 유지할 수 있다. 브레인스크린에는 부정적인 생각이나 잡념이 떠오르지 않는다. 브레인스크린이 켜져 있을 때는 늘 기분 좋은 상상과 즐거운 이미지가 흘러넘치기 때문에 몸과 마음이 저절로 건강해지고 행복해진다. 또 뇌의 컨디션도 최고 상태인 수승화강 상태가 유지되기 때문에 정신이 안정되고 집중력, 기억력, 결단력, 관찰력, 직관력, 통찰력, 예측 능력 등 다양한 두뇌 기능이 향상되는 효과가 있다.

'브레인스크린으로 본다'는 의미

우리는 낮에는 눈을 뜨고 보고, 밤에는 눈을 감고 꿈속에서도 본다. 의식을 하든 못 하든 뇌속에 있는 영사기는 늘 스크린을 통해 우리에게 무언가를 비춰주고 있다. 멍하니 생각에 잠기거나 공상에 빠질 때조차도 스크린은 쉬지 않고 돌아간다. 술을 많이 마신 직장인들이 다음날 아침에 '어제는 필름이 끊겨서 ⋯⋯'라고 멋쩍게 하는 말도 무의식적으로 스크린의 작용을 인지한 말이다. 사랑하는 연인은 눈을 감아도 자꾸 눈앞에 아른거리고, 당구에 푸욱 빠져 있는 사람은 잠자리에 누워도 천장에서 하얀 공 빨간 공이 굴러다니는 것처럼, 우리 뇌는 우리가 무슨 생각을 하든지 그것을 그림으로 그려내는 비상한 재주가 있다.

브레인스크린은 육안이 아닌 마음의 눈으로만 볼 수 있다. 정도의 차이는 있지만 누구나 마음으로 볼 수 있는 능력이 있다. 이 말이 잘 실감이 나지 않는다면 바로 두 눈을 감고 가장 보고 싶은 친구를 한번 떠올려보라. 어떤 이미지가 떠오르는가? 너무 상세하게 상대의 얼굴을 그리려 하지 말고 마음의 눈으로 자연스럽게 떠오르는 것들을 있는 그대로 바라보라. 또 자신이 대견한 일을 해서 가슴이 뿌듯했던 기억도 떠올려보라. 마음속에 떠오른 이미지와 그때 느껴지는 기분을 마음껏 즐겨보라. 어떤가? 잠깐 눈을 감고 무언가를 떠올렸을 뿐인데도 기분이 한결 좋아지지 않는가?

브레인스크린이 잘 보이지 않는다?

실제로 내가 "마음의 눈으로 보라, 브레인스크린으로 보라"고 하면 굉장히 어렵게 받아들이는 사람들이 있다. 이 말이 무슨 뜻인지 잘 몰라서 고개를 갸웃거리기도 한다. "제 브레인스크린에는 아무것도 보이지 않는데요"라고 걱정하거나 딱 한 번 시도해보고는 "브레인스크린으로 봐도 어떤 변화가 있는지 잘 모르겠어요"라고 지레 포기하기도 한다. 또 어떤 이는 언제까지 기다려야 생생한 영상이 나타나는지 정확한 방법을 묻기도 한다.

나는 많은 사람들이 '브레인스크린으로 본다'는 말에 걸려서 자신의 뇌를 제대로 사용하지 못한다는 사실을 알았다. '브레인스크린으로 본다'는 것은 꼭 시각만을 의미하는 것은 아니다. 눈을 감고 무언가를 볼 때 아주 선명한 이미지로 생생하게 보이는 사람도 있지만 아무것도 보지 못하는 사람들도 많다. 이런 사람들은 이미지의 흐릿한 윤곽이나 심상을 막연하게 생각하거나 예감할 뿐이다. 하지만 이것만으로도 충분하다. 오감 중에서 시각적인 부분이 발달한 사람이 있는가 하면 청각이나 후각 등 다른 감각이 월등히 뛰어난 사람들도 있기 때문이다. 각자 선호하는 감각을 촉매로 훈련하다 보면 얼마든지 감각을 키우고 확장해나갈 수 있다.

중요한 것은 무언가를 새롭게 시도할 때 스스로 '할 수 없을 것 같다'고 미리 단정 짓는 태도다. 그 생각이 먼저 브레인스크린에 투영되면 할 수 있는 것도 진짜 할 수 없게 된다. 뇌의 무한한 잠재력을 차단시키지 않으려면 습관적으로 툭 튀어나오는 부정적인 사고에는 무조건 물음표를 던져야 한다. "왜 할 수 없어? 해보지도 않았잖아?" 하고 말이다.

하지만 이렇게 간단히 해결되지 않는 경우도 있다. 자존감이 떨어지거나 매사에 스스로 부정적인 최면을 거는 것이 습관화된 사람들이다. 이런 경우에는 브레인스크린이 매우 흐려져 있는 상태이기 때문에 스크린부터 청소해야 한다. 그 방법은 아주 쉽다. 실천편에 나오는 '기운과 놀기'나 '뇌파진동', '생활기공'으로 생각이나 감정이 떠오르지 않을 때까지 몸의 느낌에 집중해주면 된다. 몸을 움직일 때 생명전자가 활성화된다. 생명전자가 활성화되면 브레인스크린은 저절로 환해진다.

거듭 강조하지만 브레인스크린에는 나쁜 이미지가 안 뜬다. 생명전자로 채워진 빛의 화면이기 때문이다. 만약 부정적인 이미지가 뜬다면 아직 브레인스크린이 작동하지 않은 상태라고 볼 수 있다. 이럴 때는 상상을 해도 머리만 아프고 자신이 그토록 피하고 싶었던 해로운 그림만 잔뜩 불러올 위험이 있다. 우리가 비디오를 찍을 때 불이 깜빡거리는지를 확인하고 시작하는 것처럼 브레인스크린에서 상상을 할 때도 스크린 상태를 반드시 확인하고 시작해야 한다.

브레인스크린을 사용하는 2가지 방식

브레인스크린에 아무것도 보이지 않는다고 하소연하는 사람들에게 나는 이렇게 조언한다. "그럼, 당신이 원하는 것을 천천히 마음의 눈으로 그려보세요." 뭔가가 보일 때까지 주저앉아 기다리기보다 이 방법이 더 성향에 맞는 사람들도 있다.

브레인스크린으로 보는 데는 두 가지의 방식이 있다. 하나는 수용하는 방식이고, 다른 하나는 창조하는 방식이다. 수용하는 방식에서는 먼저 몸과 마음을 편안히 한 다음, 마음속에 그려지는 이미지대로 스펀지처럼 흡수하기만 하면 된다. 반면에 창조하는 방식은 떠올리고 싶은 이미지나 인상을 의식적으로 선택하고 만들어내야 한다.

자기를 성찰할 때는 마음을 고요히 하고 저절로 떠오르는 이미지를 바라보는 수용하는 방식을 취한다. 그리고 꿈이나 비전을 상상할 때는 창조하는 방식을 활용해 적극적으로 이미지를 그려나간다. 이 두 가지 모두, 훈련을 통해 충분히 개발할 수 있으며, 브레인스크린 기능이 향상됨에 따라 현실의 화면처럼 생생하게 이미지를 구성할 수 있게 된다.

우리의 뇌는 상상과 현실을 구분하지 않는다. 눈에 보이는 현실도, 상상도 스크린의 세계에서는 모두 현실이다. 그래서 자주 상상하고 머릿속으로 구체적인 그림을 그리다 보면 뇌는 그것을 현실로 인식하고 그러다 보면 결국 현실이 된다. 뇌 속에 있는 스크린은 두 개의 세계를 비추는 무한한 크기의 양면 거울과도 같다. 하나는 육안으로 보이는 세계이고, 또 하나는 우리의 정신세계 즉 의식의 세계다.

우리가 현실이라고 믿는 물리적인 세계에서는 여러 가지 환경적인 제약이 따르지만 의식의 세계에서는 시간과 공간의 제약이 없다. 가만히 앉아서 태평양으로 날아갈 수도 있고, 아직 오지 않은 미래를 미리 가볼 수도 있다. 상상력을 발휘하면 내가 원하는 것은 무엇이든 창조할 수 있다.

브레인스크린은 공간에 흩어져 있는 생명전자의 에너지를 한 곳에 모으는 돋보기 역할뿐만 아니라 생명전자를 주고받는 송수신 장치의 역할을 겸하고 있다. 브레인스크린을 통해 이 세상 사람들, 삼라만상의 모든 존재들과 깊은 교감을 나눌 수 있으며, 좋은 에너지를 지속적으로 보냄으로써 상대의 모난 성격을 변화시킬 수도 있고, 보지 않고도 상대의 아픈 곳을 치유할 수도 있다.

브레인스크린을 사용하는 원칙

브레인스크린은 타인을 조정하거나 통제하려는 목적으로 사용해서는 안 된다. 브레인스크린은 반드시 홍익의 목적으로 사용해야 한다. 자기 자신과 주변 세계를 가장 아름답고 조화롭게 재창조할 수 있는 도구가 바로 브레인스크린이다.

브레인스크린 자체가 생명전자로 만들어진 빛의 화면이므로 여기에는 에너지의 법칙이 그대로 적용된다. 즉 '뿌린 대로 거둔다'는 것인데, 우주에 무엇을 내놓든 자신이 흘려보낸 것은 반드시 되돌아온다는 뜻이다. '주는 것이 곧 받는 것이다', '말이 씨가 된다'도 같은 의미다. 아무것도 주지 않고 받을 수는 없다.

또 나쁜 것을 주고 좋은 것을 받을 수도 없다. 여기에는 정확한 거래의 법칙이 적용되는 만큼 자신이 무엇을 내보내고 있는지 항상 깨어 있는 눈으로 관찰해야 한다. 그 과정에서 우리들 각자가 자기 인생의 창조자라는 사실을 깨닫게 될 것이다.

행복한 생각을 하는 사람, 행복한 상상을 하는 사람은 결국 행복해진다. 그러나 항상 부정적인 생각을 하고 불행한 상상을 하면 불행한 일을 불러온다. 자기의 현재 모습은 결국 자기가 만든 것이다. '선택하는 대로 이루어진다'는 것을 어려서부터 가르칠 필요가 있다. 이것은 건강한 습관, 행복한 체질을 만드는 기본 원칙이다. 물론 이것 역시 설교를 통한 교육은 절대 그 효과를 보장할 수 없다. 브레인스크린은 말보다 보여주는 것을 좋아하기 때문이다.

브레인스크린의 궁극적인 목적

브레인스크린을 사용하는 궁극적인 목적은 '자아실현이고 영혼의 완성'이다. 이것은 인간이 추구하는 최고 수준의 욕구로, 이 상태로 나아가기 위해서는 홍익인간이 될 수밖에 없다. 최고의 의식 상태에서는 나와 남의 구분이 사라지고, 개인과 전체가 하나로 조화로운, 가장 이상적인 상태에 머물게 된다. 의식이 성장함에 따라 부정적인 감정이나 개인적인 욕망이 정화되고, 자기 안에 있는 영혼의 목소리를 따르게 된다.

물론 창조에도 단계가 있다. 각자 처한 현실이 다른 만큼 배가 고픈 사람에게는 빵이 필요하다. 또 마음이 허기진 사람에게는 사랑이 필요하다. 현재 있는 그대로 자기 자신을 바라보고 그 단계에 맞춰 필요한 것을 창조하면 된다. 하지만 한 가지 욕구에 집착해 거기에 사로잡히면 본래의 자기 자신을 잃고 만다. 특히 돈이나 권력, 명예에 대한 욕망은 더 많은 돈, 더 많은 권력, 더 높은 지위를 추구하게 된다. 이것을 멈출 수 없다면 결국 욕망의 노예로 전락한다. 물론 브레인스크린 명상을 하는 이유는 이러한 욕망을 직시하고 잘 통제해 보다 높은 의식의 단계로 나아가는 데 있다.

브레인스크린을 일상에서 활용하는 법

에너지체와 하나 되기

브레인스크린에 자신의 몸을 띄워 특정 부위에 생명전자를 보내보고 그 느낌을 직접 느껴보는 것이다. 먼저 반가부좌를 하고 몸을 편안하게 이완한 다음, 눈을 감는다. 전방에 커다란 스크린이 있다고 상상하고 실물 크기의 자기 몸을 떠올려본다. 이때 해부학적인 몸을 연상할 필요는 없다. 육체를 감싸고 있는 빛의 몸, 즉 '에너지체'를 떠올리면 된다. 두 손을 사용해 허공에 있는 빛의 몸을 쓸어준다. 순서는 이마 (상단전), 가슴(중단전), 아랫배(하단전) 순으로 해주되 최대한 천천히 물결치듯 내려왔다가 다시 천천히 올라가기를 반복해준다. 손이 이마에 머물 때는 아주 시원하다고 상상하고, 가슴에 머물 때는 따뜻하다고 상상한다. 그리고 아랫배는 아주 뜨겁다고 상상한다.

이렇게 세 개의 단전을 3분간 쓸어주고 나면 몸 전체의 에너지장이 조화로운 상태가 된다. 몸의 온도가 변하고, 입에 단침이 고이고, 전신이 가뿐해지며, 마음은 고요해지고, 머리가 시원해진다. 내 몸의 에너지체를 쓸어주는 것만으로도 몸의 상태를 바꿀 수 있다.

오감으로 상상하기

브레인스크린을 통해 뇌 속에 잠재된 새로운 기능을 발견하고, 그것을 사용하는 것은 즐거운 놀이가 될 수 있다. 이전에 느끼지 못했던 빛의 몸인 '에너지체'를 느꼈다면 이제는 좀더 구체적이고 입체적인 이미지도 만들어낼 수 있으며 감각의 폭도 훨씬 더 넓힐 수 있다.

브레인스크린에 생명전자를 전달해주고 싶은 사람을 떠올려보라. 뭔가 불편하게 느껴지는 곳이 있다면 그곳에 양손을 뻗어 생명전자를 전달한다. 아랫배가 너무 차갑게 느껴지면 아랫배 단전에 화롯불이 있다고 상상한다. 나무장작도 하나씩 불쏘시개로 넣어준다. 불길

이 커지면서 '탁탁' 장작이 튀는 소리도 들어보고, 나무가 타는 냄새도 맡아본다. 장작을 던질 때마다 작은 불똥이 일어났다 사라지는 모습도 바라본다.

몸이 더워지고 훈훈해지면 상상을 멈춘다. 나중에 상대의 변화가 궁금하다면 전화를 걸어 확인해보라. 브레인스크린으로 본 느낌, 생명전자를 보낸 후의 변화 등을 직접 물어보는 것이다.

하루 일과에 응용하기

보람 있고 알찬 삶을 살기 위해서는 분명한 삶의 목적이 있어야 한다. 하루 하루의 생활도 마찬가지다. 아침에 일어나면 그날 할 일을 브레인스크린으로 쭉 떠올려보라. 아침에 하는 브레인스크린 명상은 집중력을 향상시키고 활기찬 하루를 시작하는 데 도움이 될 것이다. 아침 명상을 하고 하루를 시작하는 것과 그런 시간이 없이 하루를 시작하는 것은 하늘과 땅 차이다.

성실하고 모범적인 사람일수록 평면적인 스크린을 가지고 있을 확률이 높다. 눈앞의 일을 하나씩 처리하는 데 익숙하지만 전체 흐름을 파악하지 못해 여러 번 헛수고를 하거나 시간을 낭비할 수 있다. 업무 시작 전에, 미팅 전에, 긴장되는 발표를 앞두고 항상 브레인스크린으로 리허설을 해보라. 자기와 주변 사람들의 모습까지 전체적으로 보면서 상황을 미리 예측하고 관찰하면 통찰력을 키울 수 있다. 이렇게 사전에 자기와의 호흡을 맞추고 나면 일이 훨씬 더 여유롭고 순조롭게 흘러가는 것을 느낄 수 있다.

잠자리에 들기 전에 브레인스크린으로 그날 하루에 있었던 일을 쭉 떠올려보라. 이런 습관은 매우 중요하다. 어떤 부딪힘이 있었는지, 어떤 일이 완료되었고 어떤 일이 그렇지 못한지, 하지 못한 일은 왜 하지 못했는지 등 자신이 어떤 하루를 창조했는지 스스로 관찰하는 것이다. 이런 습관은 매일 매일을 생산적으로 사는 데 큰 도움이 된다. 무엇보다 자기 반성과 자기를 돌아보는 시간을 통해 잘못된 이미지가 고착되는 것을 막을 수 있고, 내면을 정화해 밝고 건강한 이미지를 새김으로써 무엇보다 자신의 뇌를 관리하는 데 도움을 준다.

가슴 속에 찬란히 빛나는 '생명전자 태양'을 보라.

그 빛이 점점 더 커지고 밝아진다.

마침내 내 몸이 찬란한 황금빛 태양이 된다.

만물에게 사랑을 비추는 '생명전자 태양'이 된다.

2

생명전자 수련 따라하기

실천편

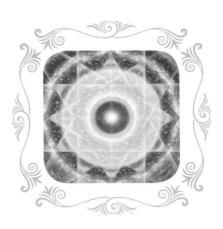

생명전자 수련을 하기 전에

생명전자 수련을 하기에 앞서 먼저 몸과 마음부터 이완하자. 업무나 일상에서 받은 스트레스를 털어내고 몸과 마음을 충분히 이완해주면 기 에너지를 더 잘 느낄 수 있다. 이때 우리 몸은 안정된 뇌파 상태에서 따뜻한 불기운은 아랫배로 내려가고, 시원한 물기운은 머리로 올라가는 수승화강水昇火降의 상태가 되어 생명전자 수련에 더 잘 집중할 수 있다.

준비체조 – 6대 관절 풀기

6가지의 간단한 동작으로 관절을 유연하게 풀어준다. 관절은 우리 몸에서 쉽게 기운이 막히는 부위인데 이 동작을 하면 관절 부위의 기혈 순환이 원활해진다. 관절은 약한 부위이므로 부드럽게 천천히 움직여준다.

1. 손목 돌리기

① 다리는 어깨너비로 벌리고 서서,
양손을 가볍게 말아 쥔다.

② 손목을 안에서 바깥쪽으로 4번,
바깥에서 안쪽으로 4번 돌려준다.

③ 손목을 가볍게 툭툭 털어준다.

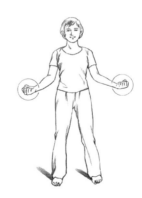

2. 목 돌리기

① 다리는 어깨너비로 벌리고, 양손
을 허리에 댄다.

② 목을 느끼면서 천천히 왼쪽으로
4번, 반대로도 4번 돌려준다.

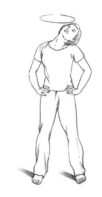

3. 어깨 돌리기

① 다리는 어깨너비로 벌리고 서서
양손으로 어깨를 잡는다.

② 팔꿈치로 원을 그린다는 기분으로
천천히 안에서 바깥쪽으로 4번 돌
린다. 반대로도 4번 돌려준다.

③ 어깨를 가볍게 툭툭 털어준다.

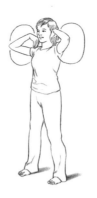

4. 허리 돌리기

① 다리는 어깨너비로 벌리고 서서 양
손은 허리를 짚는다.

② 크게 원을 그리며 왼쪽으로 4번 허
리를 돌려준다.

③ 반대로도 4번 돌려준다.

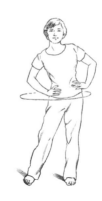

5. 무릎 돌리기

① 양발을 나란히 붙이고 양손을 무
릎에 댄다.

② 무릎 전체를 왼쪽으로 4번, 오른쪽
으로 4번 돌린다.

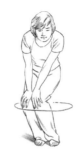

6. 발목 돌리기

① 양발을 어깨너비로 벌리고 선다.

② 왼발은 발끝으로 서서 지그시 힘을
주며 왼쪽 발목을 안에서 바깥쪽
으로 4번, 반대로 4번 돌린다.

③ 같은 방식으로 오른쪽 발목을 돌려
준다.

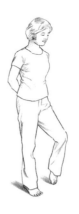

초보자를 위한 기초 수련 , 기운과 놀기

기운을 느끼기 위해서는 몸과 마음을 일체화시켜야 한다. 온갖 잡다한 생각으로 여기저기 떠도는 마음을 한 곳에, 특히 자신의 몸에 집중할 때 우리 뇌와 몸은 최상의 컨디션을 유지할 수 있다.

머릿속에 잡념이 떠나지 않을 때, 생각이 복잡하고 산만해질 때 조용히 양손을 모으고 '기운 느끼기'를 해보라. 몸에 집중하다 보면 생각이 멈추고, 생각이 끊어지면 '오감'이 아닌 '육감'의 새로운 세계를 경험할 수 있다.

손은 우리 몸에서 기운을 느끼는 감각이 가장 예민한 곳이다. 일상적으로 많이 사용하는 부분이기 때문에 감각이 제일 발달해 있어서다. 그러므로 약간의 집중력만 있으면 누구든지 어렵지 않게 기운을 느낄 수 있다. 손의 감각이 살아나면 다른 신체 부위에서 기운을 느끼기도 훨씬 쉬워진다. 더 나아가 몸 전체와 뇌를 통해서도 기운을 느낄 수 있다.

하지만 수련을 시작하는 초보자가 처음부터 기운을 꼭 느껴야 한다는 식으로 강박관념을 가질 필요는 없다. 그저 몸과 마음을 이완시키고 손의 느낌에 의식을 집중하다 보면 저절로 기운의 움직임을 느낄 수 있게 된다.

손뼉 치고 기운 느끼기

손뼉을 100번 정도 빠르게 친 후, 양 손바닥을 빠르게 비빈다. 얼얼해진 손바닥을 느껴본다. 이제 양손 사이를 5센티미터 정도 벌린다. 마음속으로 '손~ 손~ 손~'을 부르며 양 손바닥에 집중한다. 두 손 사이에서 따뜻한 열감이 느껴지면 양 손바닥을 천천히 벌렸다 오므렸다 하면서 손 사이의 느낌에 집중한다. 찌릿찌릿한 전류가 느껴지기도 하고, 서로 밀어내고 끌어당기는 자력이 느껴지기도 한다. 뭉클뭉클한 느낌도 있고, 바람이 손가락 사이를 지나갈 때 생기는 공기의 저항이 느껴지기도 한다. 사람마다 그 느낌은 다를 수 있으니 자기에게 집중해서 자신의 느낌을 찾는 것이 중요하다.

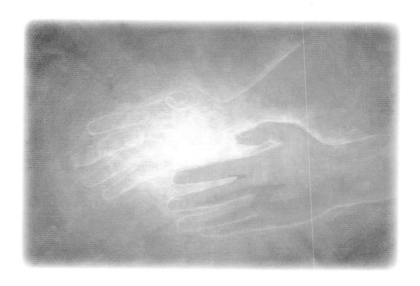

에너지공 만들기

우리 몸에 기가 활성화되면 전기적인 성질을 강하게 띤다는 연구 결과가 있다. 기는 '생체 전기'라고도 할 수 있다. 이번에는 1분간 손바닥을 뜨겁게 비벼보자. 왼손은 손바닥이 보이도록 놓고 오른손 검지로 손바닥 정중앙에 있는 장심혈을 시계 방향으로 둥글게 원형을 그리면서 천천히 돌려준다. 이때 '찌르르' 하거나 무언가 감기는 듯한 느낌이 바로 기의 흐름이다. 반대로도 해본다.

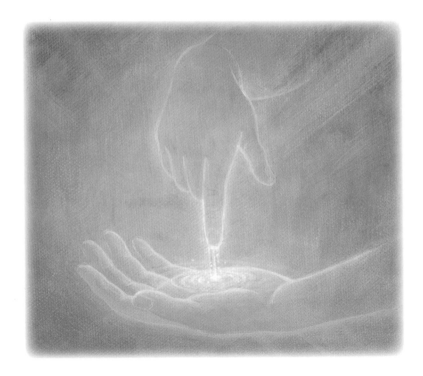

양손을 머리 높이까지 들어올려 '별이 반짝반짝' 하는 동작을 하듯이 1분 동안 빠르게 움직여준다. 손에 의식을 집중하고 흔들어주다 보면 손끝으로 전해지는 뭉클뭉클한 에너지를 느낄 수 있다.

양손을 가슴 앞으로 가져와 양손 사이를 5센티미터 정도 벌린다. 양손 사이를 천천히 벌렸다 오므렸다 하면서 손 사이의 느낌에 집중한다. 찌릿찌릿하고 뭉클뭉클한 에너지공이 커졌다 작아졌다 하는 것을 느껴본다.

에너지공 들어올리기

1분간 손바닥을 뜨겁게 비벼준다. 빠르게 비비면 비빌수록 손바닥의 열감이 강해진다. 그런 다음, 눈을 감은 채 양손의 손바닥이 하늘을 향하게 하고 손에 의식을 집중하면서 기운을 느껴본다. 손 위에 무언가 놓여 있는 듯한 느낌이 든다.

아주 천천히 손을 올렸다 내렸다 하면서 묵직한 공기의 무게를 느껴본다. 평소에 집중하지 않을 때는 공간 속에 존재하는 공기의 무게를 전혀 못 느끼고 살지만 이렇게 집중하다 보면 공기의 무게도 느낄 수 있다. 우리 몸의 감각이 살아나면 모든 생명체와 물질에서도 기를 느낄 수 있다.

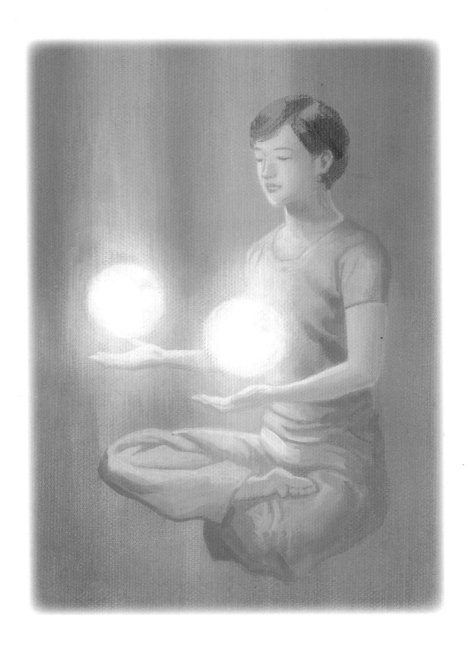

잡념을 없애고 집중력을 높이는 뇌파진동

명상을 할 때 '생명전자 태양'이나 '황금빛 이미지'를 보려고 해도 그 주제와 무관한 이미지만 떠오르는 일이 종종 있다. 이것을 '잡념'이라 한다. 집중력이 떨어질 때는 잡념이 무수히 떠오른다. 초보 수련자들은 더욱 그렇다. 갑자기 발이 저리거나 배가 고프거나 허리가 아프기도 하고, 최근에 당황했던 일, 재미있었던 일, 걱정거리가 떠오르기도 한다.

집중력이 있으면 잡념이 떠올라도 바로 떨치고 돌아올 수 있지만, 그렇지 못할 때는 잡념에 사로잡혀 오히려 머리만 아플 수도 있다. 이럴 때 가장 효과적인 것이 '뇌파진동'이다. 고개를 도리도리 흔드는 간단한 동작만으로도 무의식 세계를 대청소할 수 있다. 고개를 흔들 때마다 생각의 먼지들이 하나씩 떨어져나간다고 상상한다. 그렇게 계속 털고 나면 머릿속이 깨끗하게 비워져서 이때부터 본격적으로 명상에 들어갈 수 있다. 뇌파진동은 명상 중에 잡념이 일어날 때, 혹은 명상을 하기 전에 하는 준비 수련으로 아주 유용하다.

① 반가부좌나 책상다리를 하고 편안하게 앉아서 눈을 감는다.
② 의자에 앉아서 할 경우, 허리를 등받이에 기대지 말고 반듯하게
　세운다.

③ 어깨와 목에 힘을 빼고 '도리도리'하듯 고개를 좌우로 흔든다. 처음 시작할 때는 한번 움직일 때마다 3초 정도 걸릴 만큼 천천히 한다.

④ 의식적으로 같은 동작을 반복하면, 몸이 리듬을 타고 진동이 점점 더 강해진다. 고개가 좌우, 상하, 무한대로 자유롭게 움직인다.

⑤ 계속 집중하면서 진동이 목의 경추를 타고 척추를 따라 온몸으로 퍼진다.

⑥ 3~5분 정도 동작을 반복한 후 멈춘다. 몸의 움직임이 서서히 잦아들면 마음을 아랫배에 집중한다.

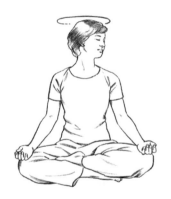

⑦ 내쉬는 숨을 길게 내쉰다. 세 번 반복한 후 천천히 눈을 뜬다.

Tip • 생각이 떠오를 때 '맞다, 틀리다, 싫다, 좋다' 등의 판단에 빠지지 않도록 주의한다. 오직 몸의 느낌에만 집중한다. 그렇게 하다 보면 생각이 텅 비는 순간이 온다. 바로 그때, 원하는 것을 상상하고 집중해보라. 돋보기로 빛을 모으듯 집중의 강도가 강력해진다.

생명전자 수련 체험하기

생명전자 수련은 이미지 수련이다. 몸을 움직이는 동적인 수련은 누구나 쉽게 따라할 수 있지만, 눈을 감은 채 머릿속으로 특정 이미지를 떠올리는 것은 생각보다 쉽지 않다. 생명전자도 마찬가지다. 수련 초보자들에게 눈을 감고 "생명전자를 떠올리라"고 말해봐야 구체적인 이미지를 상상하기가 어렵다. 그래서 수련자들이 좀더 쉽게 생명전자의 이미지를 떠올릴 수 있게 만든 것이 '생명전자 태양' 그림이다.

'생명전자 태양' 그림

'생명전자 태양' 그림은 내가 깊은 명상 중에 우주의식과 합일된 상태에서 본 생명전자의 이미지를 화가에게 구술하여 형상화시킨 것이다. 오른쪽 그림의 중앙에서 붉은 색으로 강렬하게 빛나는 빛이 바로 '생명전자 태양'이다.

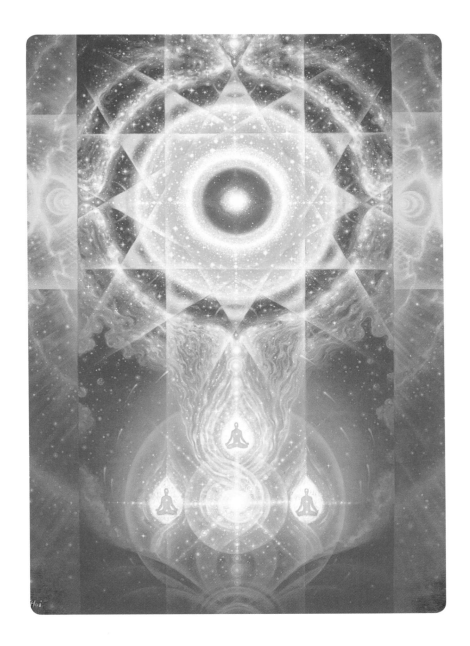

태양은 우주의 모든 기운 중에서 가장 맑고 순도가 높은 것으로, 우주의 근원적인 기운에 가깝다. 만물은 이 태양의 빛을 받고 성장한다. 인간의 의식도 예외가 아니다. 바로 우주의 근원에서 나오는 이 영적인 빛을 받고 성장한다.

명상 초보자라 하더라도 '생명전자 태양'의 이미지를 떠올리면 우주와 합일된 상태의 파동과 쉽게 공명할 수 있다. 이것이 바로 '끌어당김의 법칙'이 말하는, 원하는 바를 현실로 창조할 수 있는 원리다. 반드시 해결해야 할 문제나 간절하게 이루고 싶은 꿈이 있다면, '생명전자 태양'을 바라보면서 강력하게 염원해보자. 창조적인 영감과 우주의 큰 기운을 받을 수 있을 것이다.

몸과 마음, 영혼을 살리는 생명전자 에너지 캡슐

'생명전자 태양' 아래에는 빛으로 만들어진 세 개의 생명전자 에너지 '캡슐'이 있다. 이 캡슐은 휴식과 고요, 평온함이 있는 가장 이상적인 공간이며, 원하기만 하면 바로 찾아갈 수 있는 영혼의 고향이다. 이 속에서는 모든 것이 안전하다. 어머니의 품처럼 한없이 편안하고 따뜻하며, 세상의 어떤 해악도 이곳을 침범할 수 없다.

하루에 세 번쯤은 조용히 앉아서 '생명전자 태양'과 연결하고 캡슐 속에 둘러싸여 있는 자신의 모습을 상상해보라. 황금빛 에너지가 온

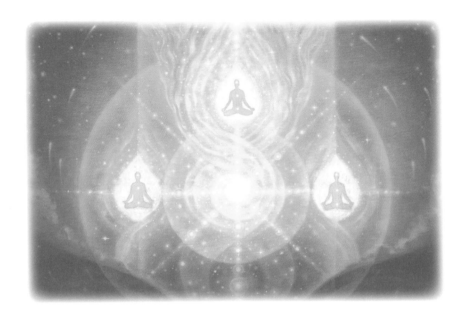

몸을 타고 흐르는 것을 음미해보라. 그 느낌에 집중할 때 무한한 생명 전자의 빛으로 새로운 생명을 얻게 될 것이다. '생명전자 태양'을 인당 (양 눈썹 사이 바로 위의 오목한 곳)으로 받고 생명전자와 연결된 느낌이 들 때, 아래 세 개의 캡슐 중 한 곳으로 들어간다.

깨달음 캡슐

제일 위쪽에 있는 방으로 이곳은 깨달음을 얻는 곳이다. 마음을 청정 하게 하고 '존재의 근원'에 집중해보라. 캡슐 속에서 "나는 누구인가, 나는 왜 지구에 왔을까, 나는 무엇을 위해 사는 것일까?" 하고 본질적인 물음을 던져보라. 그 질문이 간절하고 간절해질 때, 하늘의 메시지가 들릴 것이다. 무엇보다 이런 근원적인 물음이 내면의 공허함을 채워주고, 자기를 가장 자기답게 만들어준다. 깨달음은 자기 존재에 대한 자각으로부터 솟아난다.

건강 캡슐

왼쪽에 있는 방으로 이곳은 육체의 건강을 회복하는 곳이다. 몸이 아프거나 활력이 떨어질 때 이곳에서 에너지를 충전해보라. 아픈 곳에 집중해 그동안 수고해준 내 몸에게 사랑하는 마음을 보내보라. 감사하는 마음을 보내보라. 사랑의 생명전자가 몸 속의 막힌 곳을 뚫고 피부, 뼈, 세포, 혈관 속까지 구석구석 움직이며 온몸을 정화하고 치유해줄 것이다. 푹 자고 일어난 것처럼 온몸이 개운하고 편안해질 것이다.

행복 캡슐

오른쪽에 있는 방으로 이곳은 부정적인 감정과 생각으로부터 자유로워지고 행복을 찾는 곳이다. 인간관계를 잘 하고 싶을 때, 스스로를 사랑하는 마음을 찾고 싶을 때 이곳에서 기운을 받는다. 황금빛 생명전자의 빛을 흡수하면 할수록, 더욱 행복하고 사랑스러운 사람이 될 것이다. 마음이 열리고 의욕이 생기며, 세상에 뭔가 보탬이 되는 일을 하고 싶다는 순수한 열정이 생긴다. 큰 환희심과 행복을 느낄 수 있다.

생명전자의 빛으로 '면역력' 높이기

생명전자 태양을 이마로 받으면 이마 안쪽에 있는 뇌간을 자극하게
된다. 뇌간은 생명을 직접 관장하는 곳으로 두뇌의 마지막 성역으로
불린다. 만약 뇌간의 힘을 자유롭게 사용할 수 있다면 우리는 자연치
유력을 의도대로 활용할 수 있게 된다. 면역력을 높여 질병으로부터
몸을 보호하는 것은 물론 손상된 근육과 뼈, DNA도 복구할 수 있다.

뇌간의 생명력을 자유자재로 활용한다면 그야말로 못 고칠 병이 없
어질지도 모른다. 우리 뇌에는 '최고의 명의'가 살고 있다. 그 힘을 조

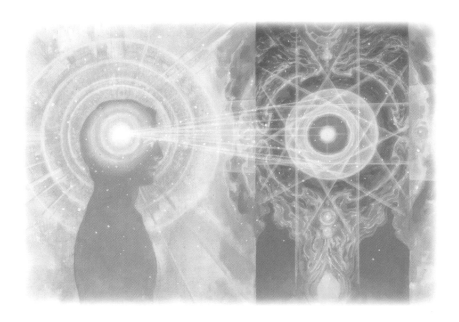

금이라도 활용할 수 있다면 육체는 물론 정신의 능력까지 크게 향상시킬 수 있다. '생명전자 태양'의 순수한 빛으로 뇌간이 가진 본래의 잠재력과 생명력을 활성화시켜 우리의 몸과 마음을 가장 건강하고 밝은 상태로 회복해보자.

① 척추와 허리를 바로 세우고 편안하게 앉는다. 양손을 손바닥이 위로 향하도록 무릎 위에 올려놓는다.

② 눈에 힘을 빼고 인당으로 '생명전자 태양'을 바라본다. 인당이 블랙홀처럼 생명전자의 빛과 우주의 좋은 에너지를 쑥 빨아들인다고 상상하면서 코로 숨을 들이마신다.

③ 생명전자의 빛이 인당 안쪽에 있는 뇌간으로 들어가 뇌 구석구석을 돌며 막힌 곳을 뚫어주고, 온몸으로 쫙 퍼져나가는 것을 상상하면서 입으로 숨을 내쉰다. 머릿속이 환해지고 인당에는 따뜻한 느낌, 자력감, 간질간질한 느낌, 뭉클뭉클한 기운이 느껴진다.

④ 다시 한번 '생명전자 태양'을 바라보면서 인당으로 밝은 빛이 들어온다고 상상하면서 코로 숨을 들이마신다. 찬란한 빛 알갱이들이 구불구불한 뇌 속을 깨끗하게 씻어내고, 몸속으로 쫙 퍼져나가는 것을 상상하며 입으로 숨을 내쉰다.

⑤ 호흡을 반복할 때마다 머릿속이 빛으로 점점 더 밝아지고 눈앞

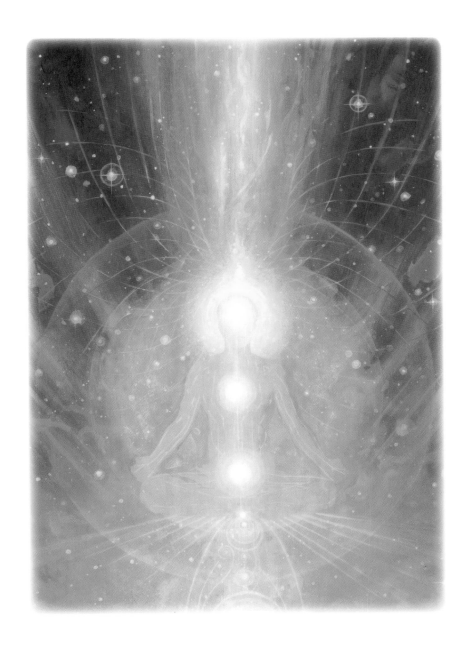

이 환해지는 것을 실제로 느껴본다.

⑥ 이제 양손을 포개어 몸이 아프거나 불편한 곳에 올려놓는다. 조용히 눈을 감고 소리 내어 '생명전자 기적창조'를 부른다. 호흡은 소리의 리듬에 자연스럽게 맡긴다.

⑦ 생명전자의 밝은 빛이 의식을 집중하는 곳으로 흘러들어간다. 몸속에 정체되어 있던 낡은 에너지는 내쉬는 호흡과 함께 쑥 빠져나간다고 상상한다.

⑧ 이렇게 10분 정도 하고 나면, 온몸이 우주의 거대한 에너지장과 하나가 된 것처럼 황금빛으로 흘러넘친다. 피부 표면은 맑은 이슬이 배어나온 듯 촉촉해지고, 아랫배는 열감으로 따뜻해진다. 얼굴은 발그레 화색이 돌고, 가슴은 편안하고, 머리는 텅 빈 것처럼 시원해진다.

⑨ 우주의 무한한 생명에너지를 느끼며 잠시 감사의 명상을 한다.

⑩ 심호흡을 세 번 하고, 두 손을 비벼 목과 얼굴을 쓸어준다.

Tip • 상상과 함께 호흡을 하면 효과가 배가된다. 예를 들면, 몸속의 탁한 기운은 내쉬고, 맑은 기운은 들이마신다고 상상한다. 몸 안이 정화돼간다는 상상을 하면서 호흡을 계속 한다. 나중에는 들어올 때도 맑은 에너지가 들어오고, 나갈 때도 맑은 빛과 에너지가 퍼져나간다고 상상한다.

생명전자의 빛으로 '창조적 영감' 키우기

좋은 아이디어는 논리적으로 생각해서 되는 것이 아니다. 영감이 떠올라야 한다. 영감이란 몸에서 기운이 잘 돌 때 자신의 뇌로 들어온 우주의 고급 정보다. '머리가 잘 돈다' '머리가 번뜩인다' '머리가 좋다'라는 말은 머리에서 기혈순환이 잘 이루어진다는 뜻이다.

창조적 영감을 북돋워주는 것은 우주의 기운이다. '생명전자 태양'은 우주의 기운 중에서도 가장 고차원의 파동으로 두뇌의 무한한 잠재능력을 일깨워준다. 이 기운과 하나가 될 때 머리는 한없이 맑아지고 마음은 지극히 평화로워진다.

아래 명상을 할 때, '생명전자 태양'의 순수한 빛이 정수리를 통과해 몸속으로 무한하게 들어오고 있다고 상상해보라. '생명전자 태양'이 잠자는 뇌세포를 깨운다. 특히 두뇌의 개발되지 않은 회로를 열어 우주로부터 새로운 정보를 받아들이게 하고, 자신이 원하는 창조적 영감과 아이디어가 샘솟도록 해준다.

① 목과 등을 바로 세우고 편안하게 앉는다.

② 눈앞에 있는 '생명전자 태양'을 1분간 바라본다. 이때 너무 잘 보기 위해 애를 쓰거나 긴장하지 않도록 주의한다. 집중하다 보면 태양 너머에 있는 우주가 보이기도 하고, 그 속으로 쑥 빨려 들

어가는 느낌이 들기도 한다. 또 붉은 원이 주변으로 한없이 확장되기도 한다.

③ 이번에는 눈을 감고 '생명전자 태양'을 1분간 재현해본다. (집중력을 키우고 싶다면 눈을 뜨고 보고, 눈을 감고 재현하는 과정을 계속 반복해도 좋다. 단, 시선이 가는 곳에 정신을 모으는 것이 중요하다.)

④ 재현한 뒤에는 눈을 감은 그대로 생명전자의 밝은 빛이 정수리 (백회)로 들어와서 온몸으로 흘러내리는 모습을 상상한다.

⑤ 편안하게 호흡하면서 몸의 각 부분에 집중한다. 찬란한 빛이 머리 → 이마 → 눈 → 코 → 입 → 혀 → 목 → 어깨 → 팔 → 손끝으로 쭉 흘러내리면서 탁한 기운을 녹여버린다고 상상한다. 다시 생명전자의 빛이 머리 → 이마 → 눈 → 코 → 입 → 혀 → 목 → 가슴 → 복부 → 옆구리 → 허리 → 엉덩이 → 다리 → 발끝으로 흘러내리면서 몸 안의 노폐물이 쑤욱 빠져나간다고 상상한다.

⑥ 빛으로 샤워를 한 것처럼 몸이 가뿐해지고 입안에 단침이 고이는 것을 느껴본다.

⑦ 이제 맑은 정신으로 내가 바라는 가장 이상적인 모습을 1분간 상상해본다.

⑧ 미래로 가서 내가 이루고 싶은 꿈을 이루고 기뻐하는 모습이나 당면한 문제들을 지혜롭게 극복하고 아주 뿌듯해 하는 자기 자

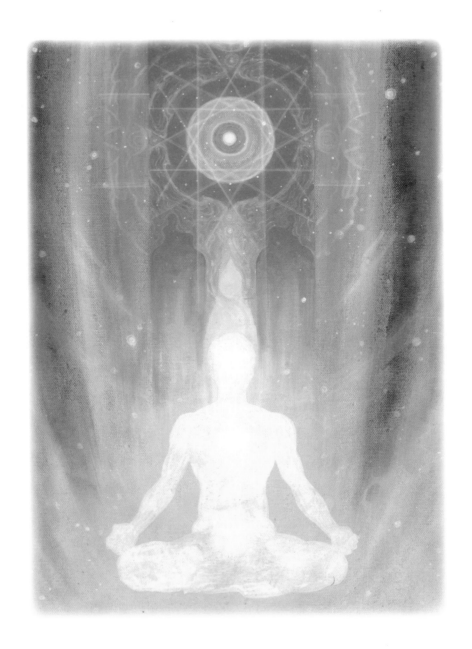

신을 바라본다.

⑨ 마음에 흡족한 느낌이 들면 심호흡을 세 번 하고 천천히 눈을 뜬다. 두 손을 비벼 목과 얼굴을 쓸어준다.

> **Tip ∙** 눈을 감았을 때 '생명전자 태양'이 잘 보이지 않는다고 초조하게 생각할 필요는 없다. 초반에는 캄캄할 수도 있다. 또 이미지가 느껴지지만 모양이나 그림이 떠오르지 않을 수도 있다. 하지만 연습하다 보면 입체적으로 생생하게 보일 때가 온다. 중요한 것은 자신의 뇌를 믿고 계속 반복하는 것이다. 이 과정에서 '생명전자 태양'의 강력한 에너지가 내 몸에 차곡차곡 쌓여 건강, 행복, 성공을 이룰 수 있는 큰 힘을 얻게 된다.

생명전자의 빛으로 '학습 능력' 키우기

학습 효과를 높이기 위해서는 몸과 마음의 긴장을 완벽하게 풀어주는 것이 무엇보다 중요하다. 몸과 마음의 긴장을 풀어주면 실제로 뇌파의 모양이 변하고, 그 속도도 훨씬 느려진다. 이런 상태를 알파파 상태라 하고, 이와 달리 산만하게 깨어 있는 평상시의 의식 상태를 베타파 상태라고 한다.

공부가 즐거워지는 브레인스크린 학습법

베타파 상태는 "집중해야지" 하고 신경을 곤두세우는 단계로 이때는

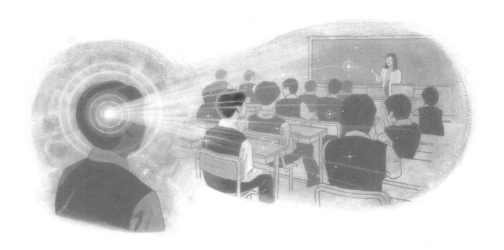

집중력이 오래 유지되지 않는다. 하지만 알파파 상태에서는 에너지의 흐름이 원활해져서 애쓰지 않아도 쉽게 집중이 되고, 그 집중력이 오래 유지된다. 다음에 나오는 '브레인스크린 학습법'은 학습 효과를 높이는 최적의 두뇌환경을 만들어준다. 동시에 뇌가 가진 무한한 창조력을 활용해 영화를 보듯 즐겁게 공부에 몰입할 수 있도록 해준다.

① 편안한 자세로 앉은 다음, 양손은 손바닥이 위로 향하도록 무릎 위에 올려놓는다.
② 먼저 상체와 엉덩이를 좌우로 움직여 몸의 중심을 바로잡는다. 허리와 척추가 곧게 펴지면 몸 전체를 더욱 쉽게 이완할 수 있다.
③ 조용히 눈을 감고, 입 꼬리를 살짝 올려서 표정을 밝게 한다.

④ 이제 머리 맨 위 백회에 집중한다. 백회로 생명전자 태양이 동그랗게 내려앉는 것을 상상한다.

⑤ 빛이 내려와 머리가 묵직해지면 고개를 좌우로 살랑살랑 흔들면서 뇌파진동을 한다. 고개를 흔들 때마다 생명전자의 빛이 레이저빔처럼 사방으로 뻗어나가 뇌 표면에 찐득하게 붙어 있는 고민과 불안, 걱정을 깨끗하게 녹여버린다고 상상한다.

⑥ 머리가 상쾌해지고 마음이 편안해지면 고개를 바로 한다. 머릿속에 아무런 생각이 올라오지 않는다면 청소가 깨끗이 끝난 것이다.

⑦ 이제 뇌 속에 있는 영사기에서 빛을 쏘아 눈앞에 커다란 스크린이 나타난다고 상상한다.

⑧ 스크린 속에는 교실 풍경이 보이고, 즐겁게 수업을 듣고 있는 내 모습도 보인다. 이제 선생님과 시선을 맞추고 그날의 수업 내용을 영화필름처럼 한 바퀴 돌려본다. 이때 선생님의 표정, 몸짓, 목소리의 억양에 집중한다.

⑨ 수업시간에 잠시 딴 생각을 했거나 한눈을 판 장면에서는 필름이 끊어진다. 그래도 군데군데 이미지가 떠오르는 부분이 있을 것이다. 처음에는 힘들더라도 인내심을 가지고 끝까지 바라본다. 수업 내용과 상관없는 농담이나 불필요한 장면은 필름에서 바로 잘라버리고, 선생님이 강조한 부분은 잘 보이게 형광펜을

칠해서 편집을 한다.

⑩ 이번에는 새로 편집한 필름으로 스크린을 돌려본다. 두 번째 볼 때는 복습 시간이 훨씬 줄어든다. 이 방법을 반복해주면 집중력과 기억력이 좋아지고, 공부도 점점 즐거워진다.

Tip • 브레인스크린은 수업 전, 수업 중, 수업 후 언제든지 활용할 수 있다. 브레인스크린으로 복습을 하기 위해서는 실제 수업 시간에도 브레인스크린을 켜두고 선생님과 눈을 맞추며 정신을 집중해야 한다. 시선이 가는 곳에 정신을 모으는 훈련을 하다 보면, 나중에는 눈앞에 어떤 일이 닥쳐도 아무런 잡념 없이 바로 몰입할 수 있다.

브레인스크린으로 '사랑의 생명전자' 보내기

생명전자는 시간과 공간을 초월해서 존재한다. 생명전자는 순수한 사랑의 에너지다. 사랑하는 사람에게, 멀리 있는 가족에게, 아픈 친구에게 생명전자를 보내고 싶을 때는 조용히 마음을 가라앉히고 순수하고 진실한 마음으로 상대방을 떠올려본다. 마음을 모아 상대방에게 집중하는 순간, 생명전자는 빛의 속도보다 빠르게 전달된다.

생명전자를 보내는 방법은 여러 가지가 있다. 평온한 마음으로 앉아서 할 수도 있고, 서서 할 수도 있다. 생명전자를 전달할 상대에게 미리 전화를 걸어서 양 손바닥에 집중하라고 할 수도 있고, 몸이 좋지 않은 특정 부위를 물어서 그곳에 생명전자를 보내줄 수도 있다. 외국에 나가 있는 딸에게 특정한 시간을 정해두고 그 시간에 정기적으로 생명전자를 보내줄 수도 있고, 혼자 조용히 명상을 하면서 눈치 채지 못하게 생명전자를 보내줄 수도 있다. 또 브레인스크린을 활용해 여러 사람에게, 그것도 동시에 보낼 수도 있다. 떠오르는 사람이 많다면 아래에서 설명하는 방법대로 브레인스크린을 활용해보자.

① 척추와 허리를 바로 세우고 편안한 자세로 앉는다. 양손을 손바닥이 위로 향하도록 무릎 위에 올려놓고 눈을 감는다. 조용히 눈을 감고 호흡에 집중한다. 깊은 숨을 규칙적으로 천천히, 자연스럽게 쉬어본다.

② 마음이 고요해지면 전방에 커다란 스크린이 있다고 상상한다. 이 스크린은 생명전자의 입자로 이루어진 '빛의 화면'으로, '브레인스크린'이라고 부른다.

③ 브레인스크린에 초대하고 싶은 사람의 이름을 한 명씩 불러본다. 불러온 사람을 마음의 눈으로 지그시 바라본다.

④ 마음을 집중하면 그 사람의 안 좋은 부위나 현재 처한 어려움, 해결해야 할 문제가 느껴지기도 한다. 이러한 느낌은 시각이나 청각, 스치듯 떠오르는 생각 등으로 다양하게 나타난다.

⑤ 이제, 양손을 앞으로 뻗어 브레인스크린에 초대한 사람들에게

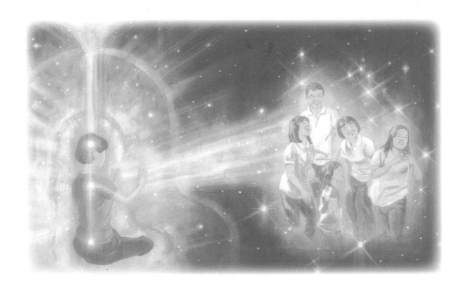

사랑의 생명전자를 보낸다.

⑥ 생명전자를 받은 사람들의 표정이 점점 환해지고, 브레인스크
린도 더욱 두터워지고 밝아지는 것을 느껴본다.

⑦ 이때 갑자기 누군가에게 전달할 메시지를 받기도 하고, 문제 해
결을 위한 아이디어와 영감을 떠올리기도 한다.

⑧ 수련 중에 떠오른 메시지와 아이디어는 노트에 기록해두고, 바
로 실행해본다.

⑨ 생명전자를 전달한 사람과 앞으로 전달하고 싶은 사람을 노트
에 적어두고, 생각날 때마다 사랑의 생명전자를 보낸다.

Tip • 브레인스크린은 생명전자를 주고받는 일종의 송수신 장치다. 빛을 모으는 돋보기처럼 브레인스크린을 통해 강력한 생명전자의 에너지를 보낼 수 있다. 단, 브레인스크린과 생명전자는 반드시 '홍익'의 마음으로 사용한다. 남을 해하려는 마음으로 다른 사람에게 재난을 가져오는 상상을 하거나 부정적인 에너지를 보내면 그 에너지가 결국 자신에게 돌아온다는 것을 명심하자.

기운 타고 노래 부르기

생명전자의 에너지는 소리를 통해서도 표현된다. 기운을 타고 자기 자신만의 노래를 불러보라. 처음에는 입술을 벌리지 말고 허밍을 하듯이 자기만의 곡조로 모음을 길게 소리내어 본다. 목소리로 자신의 내부를 진동시키고 몸속을 마사지하는 것이다. 어느 누구도 의식하지 말고 자기 자신 안에 있는 감정을 발산해본다. 말은 완전하지 않다. 어떤 아름다운 시로도 자신의 감정을 모두 표현할 수는 없다. 그러나 기운을 타고 부르는 노래는 마음 속에 쌓여 있는 수많은 기쁨과 슬픔을 표현하게 해주고 정화시켜준다. 미세한 진동을 통해서 몸 안의 세포가 생생하게 살아난다.

이것은 어느 누구도 흉내낼 수 없는 자기 자신만의 노래다. 또한 한 번 부르면 사라져버리고, 두 번 다시는 반복할 수 없는 '순간'의 노래다. 그것은 아름다운 생명의 파동이다.

감정을 넣어서 자기 자신을 표현해본다. 자기 자신을 표현하는 것은 치유를 위한 첫 발걸음을 떼는 것이다. 표현하지 못하고 가슴 속에 쌓아둔 감정은 병이 된다. 모든 병의 80퍼센트는 육체적인 것이든 정신적인 것이든 하고 싶은 것을 못 해서 생기는 심인성 질환이다.

어떤 규칙도 필요 없다. 오로지 자기 직관에 의지하여, 부드럽게 노래하듯 소리내어본다. 진동의 느낌을 의식으로 간섭하거나 방해하지 말고 그 감각이 스스로 가는 대로 내버려두는 것이 좋다. 자신이 낸 소리가 몸속에 넓게 퍼져서 살갗과 뼛속까지 메아리치고 이 진동이 대뇌의 전두엽을 자극하는 것을 느낀다. 이 소리는 마치 두뇌를 마사지하듯 울려퍼진다. 자신도 모르게 고도로 농축된 기쁨과 평화의 에너지장에 흠뻑 빠지게 되는 것이다.

기운 타고 춤추기

기운을 느끼는 감각에 집중하다 보면 우주 공간에서 유영하는 비행사의 몸짓처럼 팔이나 다리 등이 저절로 움직일 때가 있다. 대개 기운을 가장 예민하게 느끼는 손에서부터 기 감각이 증폭되면서 시작되는데, 이것은 기운을 타고 저절로 터져 나오는 춤이다. 이렇게 기운이 이끄는 대로 몸을 움직일 수 있다는 것은 단순히 기운을 느낄 때보다 뇌파가 더 안정되었다는 뜻이다. 기운이 손끝에서 시작해 온몸으로 흘러감에 따라 춤을 배우지 않아도 일정한 틀이 없이 자연스럽고 다양한 동작들을 취하게 된다. 평소에 하지 않던 몸놀림을 함으로써 잘 쓰지 않던 뇌의 부위도 골고루 발달시킬 수 있다. 또 자유로운 몸놀림을 통해 쌓인 스트레스와 맺힌 한이 저절로 풀리며, 열린 마음과 긍정적인 태도를 갖게 된다.

기운을 타고 추는 춤은 우리 안에 잠들어 있던 생명 에너지가 우주의 거대한 생명 에너지와 하나가 됨으로써 발현되는 과정이다. 몸을 의식하지 않고 기운에 몸을 내맡긴 채 춤을 추다 보면 대자연과 하나가 된 편안함과 황홀감을 느끼게 된다. 그래서 이런 춤을 '우주가 내 몸을 빌려 추는 춤'이라고 표현하기도 한다.

많은 사람들이 몸을 자유롭게 움직이는 것을 어색해 하고 창피해 한다. 몸의 느낌에 온전히 집중하지 못하고 이성적 사고와 관념에 빠지기 때문이다. 마음을 열어서 자신을 붙잡고 있는 여러 가지 생각과 고민, 관념들을 뿌리째 뽑아버리고 그 순간의 느낌에 집중할 때만 이런 자유로움에 이를 수 있다. 그렇게 되면 몸이 우리의 영혼을 표현하는 얼마나 훌륭한 도구인가를 알고 깜짝 놀라게 된다. 생명의 환희, 창조에 대한 열정, 영원과 순수에 대한 갈망이 폭발력을 가진 에너지와 함께 몸을 통해 뿜어져 나온다.

기운을 타고 추는 춤은 본래 우리 민족에게 전해져오던 '영가무도靈歌舞道'의 한 갈래다. 영가무도는 노래와 춤이 있기 전, 언어 이전에 존재하는 참 생명의 소리와 움직임이다. 자기라는 관념이 없어진 우아일체宇我一體의 경지에서 노래와 춤으로 내면의 생명 에너지가 터져 나오는 것이다. 영가무도는 자신을 찾아가는 길이며, 자기 스스로 자신을 행복하게 하는 근원의 소리이자 몸짓이다.

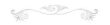

생명전자 수련의 효과

◉ **자연치유력이 활성화되어 면역력이 높아진다.**

　• 혈색이 좋아진다.

　• 생체 리듬이 회복된다.

　• 두통이 사라지고 머리가 맑아진다.

　• 혈액 순환이 잘 되어 손발이 따뜻해진다.

◉ **몸에 활력이 생긴다.**

　• 소화가 잘 된다.

　• 불면증이 해소된다.

　• 호흡이 깊어지고 마음이 고요해진다.

　• 금주, 금연 등 생활 습관이 개선된다.

　• 아침에 개운한 상태로 일어날 수 있다.

◉ **감정을 조절하고 긍정적인 선택을 할 수 있다.**

　• 우울증이 사라진다.

　• 무엇이든 할 수 있다는 자신감이 생긴다.

- 긍정적이고 적극적인 사고를 하게 된다.

- 자기 존중감과 자기 신뢰감이 높아진다.

- 자신의 감정을 이해하고 표현하는 능력이 커진다.

◉ **최적의 두뇌 컨디션을 유지시켜 집중력이 높아진다.**

- 기억력이 좋아진다.

- 사고가 유연해진다.

- 전체를 보는 통찰력이 커진다.

- 좌우뇌 통합이 잘 이루어진다.

◉ **좋은 에너지를 끌어당기는 힘이 커진다.**

- 매사에 감사하는 마음이 커진다.

- 타인을 이해하고 공감하는 능력이 커진다.

- 스스로 선택하고 책임지려는 주인의식이 생긴다.

- 문제를 적극적으로 해결하려는 도전의식이 생긴다.

생명의 온도를 높이는 생활기공 3가지

세상만물의 생명은 온도에서 시작되었다. 지구는 태양과 일정한 거리를 유지하며 생명의 온도를 만들어냈고, 그 안에서 만물이 공존할 수 있게 되었다. 인간의 몸 역시 순환과 진동을 통해 36.5도라는 적정 온도를 만들어냈다. 추울 때도, 더울 때도 이 온도를 유지할 때 자연치유력이 극대화되고 면역력도 높아진다. 만약 온도가 여기서 조금만 올라가거나 내려가도 병에 걸리거나 죽을 수 있다. 인간의 행복과 불행이 작은 온도에 의해 결정되는 것이다.

그렇다면 어떻게 해야 최적의 생명 온도를 유지할 수 있을까? 그 비결은 '수승화강水昇火降'에 있다. 머리는 시원하고 아랫배는 따뜻한 상태에서 두뇌와 몸은 최고의 능력을 발휘한다. 수승화강의 핵심은 '단전'이다. 단전이 튼튼해야 스트레스를 받아도 불기운이 머리로 솟구치지 않는다. 여기에 소개하는 생활기공은 몸의 온도를 높여 기혈순환을 돕고, 아랫배 단전을 단련해 정精을 충만하게 하는 데 목적이 있다.

동작은 '앉았다 일어서기', '팔굽혀펴기', '단전호흡'으로 아주 간단하다. 그러나 이것을 어떤 목적으로, 어떻게 하느냐에 따라 효과는 하늘과 땅 차이다. 나는 이 동작에 각각 '천기공天氣功', '지기공地氣功', '합기공合氣功'이라는 새 이름을 붙였다. 기공은 바쁘게 동작만 하는 게 아니라 호흡에 자신의 몸과 마음을 집중해야 하기 때문에 몸의 생명력을 훨씬 더 활성화시킬 수 있다.

천기공, 지기공, 합기공에 들어가기 전에 스트레칭으로 가볍게 몸을 풀어준다. 준비운동은 몸에 열을 내고 유연성을 증가시켜 운동의 효율을 높여준다. 천기공, 지기공, 합기공을 한 세트로 해서 각각 1분간, 하루에 세 번씩만 해보라. 간단하게 보이는 이 동작만 꾸준히 해도 현대인의 운동부족증을 해소할 수 있고, 단전을 강화할 수 있다. 매일 일정한 시간을 정해 규칙적으로 하다 보면 몸과 마음에도 많은 변화가 일어날 것이다.

하늘의 기운을 끌어오는 '천기공'

천기공天氣功은 혼자 해도 좋지만 여럿이 함께 하면 더욱 좋다. 운동은 스스로 좋은 기운을 부른다. 내가 좋아지면 주변도 함께 좋아진다. 또 주변 사람들이 함께 좋아지면 그만큼 더 큰 기운이 나에게 들어온다. 가능하면 가족이나 동료들과 함께 어울려서 해보라. 서로 맞잡은 손만큼 마음도 가까워지고, 더욱더 잘 통하게 된다. (혼자서 할 때는 ①, ⑦, ⑧, ⑨, ⑩번만 해준다.)

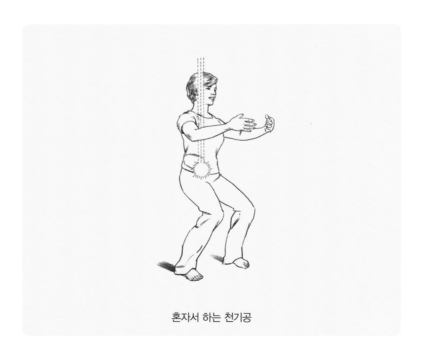

혼자서 하는 천기공

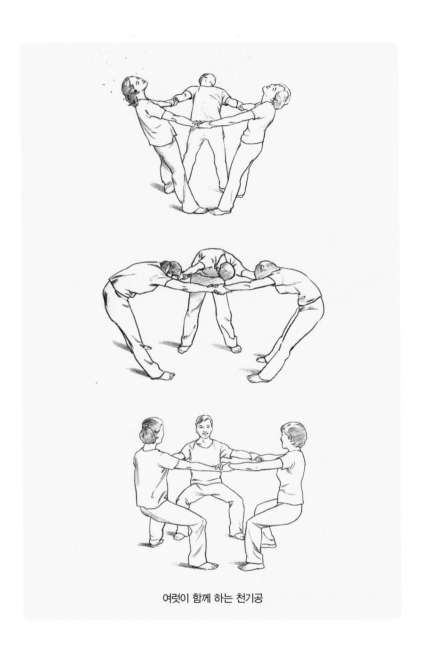

여럿이 함께 하는 천기공

① 양다리를 어깨보다 조금 더 넓게 벌리고 선다.

② 함께 할 사람의 손목을 잡으면서 서로 신뢰하는 마음을 갖는다.

③ 동시에 천천히 상체를 뒤로 젖히면서 팔을 완전히 편다.

④ 뇌파진동 하듯이 고개를 좌우로 흔들면서 30초간 배꼽이 빠지도록 크게 웃는다. (함께 웃으면 혼자 웃는 것보다 33배나 효과가 있다고 한다.)

⑤ 이번에는 반대로 새우처럼 등을 구부리고 척추를 느끼면서 30초간 흔든다.

⑥ 위 ④번과 ⑤번을 각각 두 번씩 반복하면 임맥과 독맥이 풀려 가슴과 등이 시원해진다.

⑦ 이제 단전에 의식을 두고, 상체를 곧게 편 다음 무릎을 굽히면서 천천히 아래로 내려간다.

⑧ 내려갈 때는 단전에 집중하고, 일어날 때는 백회에 집중한다. 이때 백회에 내려온 하늘을 밀어올린다는 느낌으로 해준다.

⑨ 허벅지가 뻐근해질 때까지 30번 반복한다.

⑩ 간단한 스트레칭으로 마무리한다.

Tip • 무릎이 약한 사람은 60도 정도만 내려간다. 체중이 실리지 않은 상태에서 단전을 단련시킨다. 이 동작을 하면 척추가 바로 서고 허리가 튼튼해진다. 하체가 단련되어 몸의 중심이 잡힌다.

땅의 기운을 끌어오는 '지기공'

지기공地氣功은 지구의 기운과 교류하는 것이다. 팔을 굽힐 때는 지구의 기운을 받고, 올라올 때는 지구에게 기운을 준다고 상상한다. 30번 정도 하다 보면 몸이 뜨거워지고 심장의 고동소리가 커질 것이다. 몸의 온도가 올라가고 아랫배가 따뜻해지면 머릿속에 잡념이 사라진다. 내가 없이 텅 빌 때, 즉 무아가 될 때 영혼은 순수성을 회복한다. 또 지기공을 꾸준히 해주면 막혀 있던 임맥이 뚫려 답답한 가슴이 시원해진다.

① 두 손은 어깨너비보다 넓게 벌려 양손으로 바닥을 짚는다.

② 고개는 살짝 들어주고, 양발은 11자로 적당히 벌려주고, 다리는 곧게 펴준다.

③ 두 팔을 굽히고 펼 때 팔꿈치의 각도가 90도가 되게 한다.

④ 숨을 들이마시면서 팔을 굽히고, 내쉬면서 팔을 힘껏 밀어 올린다. 이때 의식은 단전에 둔다.

⑤ 내려갈 때는 가슴으로 지구의 기운을 들이마시고, 올라올 때는 내쉬면서 손바닥으로 지구에게 기운을 준다고 상상한다.

⑥ 자세를 흩트리지 않고 가슴에 있는 대흉근과 팔 뒤쪽의 삼두근이 뻐근해질 때까지 30회 반복한다.

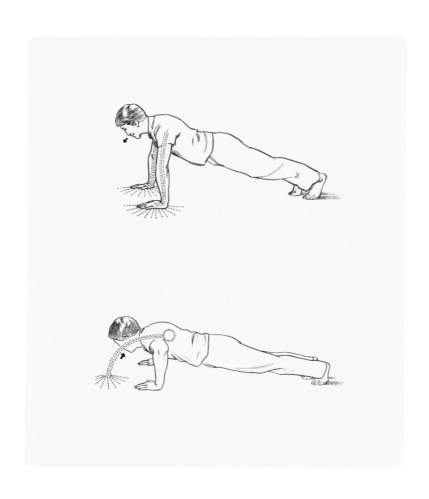

⑦ 간단한 스트레칭으로 마무리한다.

Tip• 어깨가 약한 사람은 무릎을 바닥에 대고 해도 좋다. 허리 통증과 오십견, 위장
이 좋아진다. 근육을 효율적으로 단련하고 인내심과 지구력을 키울 수 있다.

우주의 기운을 끌어오는 '합기공'

천기공, 지기공은 몸으로 한다면 합기공合氣功은 마음으로 한다. 합기공은 바로 단전호흡이다. 단전호흡을 해본 사람들은 알겠지만 외부의 기운을 단전에 모은다는 것이 결코 쉬운 일은 아니다. 그러나 천기공과 지기공이 충분히 단전을 자극하기 때문에, 합기공을 할 때는 단전에 조금만 집중해도 단전호흡이 된다. 합기공을 하는 목적은 단전에 정精을 충만하게 해서 '개화단전開火丹田'이 되도록 하는 데 있다. 개화단전이란 '단전에 불을 붙인다'는 뜻이다. 단전이 따뜻해지면 만병이 사라지고 만복이 들어온다.

① 허리를 좌우로 가볍게 흔들어 척추를 바로 세우고, 혀끝을 말아 입천장에 댄다.

② 의념으로 머리끝 백회에서 꼬리뼈까지 쭉 기운의 선을 그린다.

③ 두 눈을 감고 양쪽 손바닥이 마주 보도록 단전 앞에 모아준다.

④ 양 손바닥의 거리는 5센티 정도로 벌렸다 좁혔다 하면서 손과 손 사이의 느낌에 집중한다. 손 사이의 느낌이 커지면 그 사이에 탁구공이 하나 있다고 상상하고 에너지공을 만들어본다.

⑤ 공을 아래 위로 천천히 만지면서 키워본다. 처음에는 탁구공만 하던 것이 농구공만큼 커지면 그 공을 아랫배 단전으로 가져가

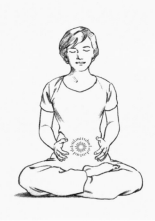

서 단전과 하나가 되게 한다.

⑥ 단전의 정중앙에 빨간 구슬 같은 '생명전자 태양'이 떠 있다고 상상한다. "개화~" 하면서 숨을 들이마시고, "단전~" 하면서 숨을 내쉰다.

⑦ 2초간 들이마시고 1초간 멈추고, 다시 2초간 내쉰다. 들이마시고 내쉬기를 30번 정도 반복한다. 5분 정도 하면 단전에 기운이 모이고 따뜻해지는 것을 느낀다.

⑧ 심호흡을 세 번 하고, 두 손을 비벼 목과 얼굴을 쓸어준다.

Tip・호흡은 자연스럽게 한다. 무리하게 길게 하거나, 힘을 주거나, 멈추거나 하지 않는다. 단전의 에너지가 충만해지면 수승화강水昇火降이 절로 이루어진다. 입에는 단침이 고이고, 마음은 한없이 평화로워지며, 머리는 한없이 맑아져 창의적인 아이디어가 샘솟는다.

수 신 修身

수신이란 몸을 닦는 것을 말한다.

몸은 영혼이 살고 있는 집이며, 마음도 몸을 통해 일을 한다.

모든 일을 행하는 데 본성의 마음을 따르지 않고

안일한 뜻과 방자한 기운으로 함부로 행하다가 잘못을 저지르게 되면,

도리어 근본 이치에서 멀어진다.

그러므로 사람이 그 몸을 잘 닦으면 천성을 잃지 않는다.

– 《천지인》의 〈참전계경〉 중에서

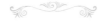

생명전자 수련의 효과를 두 배로 높이는 법

◉ **수련의 목표를 정한다.**

반드시 해결하고 싶은 문제나 꼭 이루고 싶은 목표를 하나 정한다. 목표는 육체적인 것이든, 심리적인 것이든, 영적인 것이든 상관없다. 다만, 지금 자신에게 최우선 관심사로 떠오르는 것, 가장 필요하고 절실한 것일수록 효과가 크다.

◉ **수련 파트너를 정한다.**

생명전자를 주고받기 위해서는 파트너가 있으면 더 좋다. 각자 자신에게 일어난 변화와 체험을 나누다 보면 혼자 할 때보다 훨씬 더 풍요로운 느낌과 자각이 일어난다. 서로 피드백하고 체크할 수 있어 자극도 되고, 수련을 빼먹거나 게으름에 빠지는 것도 예방할 수 있다.

◉ **일정한 시간을 정하고 규칙적으로 한다.**

습관이 되기 전까지는 같은 시간, 같은 장소에서 시간을 정해두고 하는 것이 무의식 세계에 강한 영향을 준다. 하루 5분이라도 시도

해서 일단 몸과 마음이 건강해지고, 그에 따라 모든 일이 잘 돼가는 것을 체험하게 되면, 자연스럽게 생활의 일부분으로 스며든다.

● 진심으로 한다.

생명전자를 받거나 줄 때는 건성으로 하거나, 장난스럽게 하지 않도록 주의한다. 정성스럽게 온 마음으로 받고 또 진심을 담아 사랑으로 전한다. 자기 안에 있는 순수한 생명력이 깨어날 수 있도록 우주의 큰 실체 앞에 마음을 열고, 그 힘이 어떻게 작용하는지를 지켜본다.

● 일지를 기록한다.

우리 뇌는 눈으로 보지 않으면 잘 믿지 않는다. 아주 사소한 것이라도 좋으니 생명전자 수련을 통해 자신에게 일어난 변화와 느낌, 그날의 몸과 마음의 상태 등을 솔직하게 기록한다. 자신을 잘 안다고 자신하던 사람들도 직접 써보면서 새롭게 깨우치게 되는 경우가 많다.

생명전자를 통해서 스스로를 변화시키는 사람,

자신의 주변을 환하게 밝히고

이 세상에 도움이 되는 뭔가를 창조해내는 사람,

이런 사람들이 모여 큰 힘을 만들어낼 때

이 세상은 보다 아름다운 세상으로 진화해간다.

3

내가 체험한 생명전자 수련

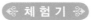

체 험 기

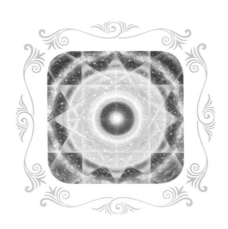

3개월 만에 사라진 뇌종양

벳 카스토리아 _ 58세, 미국 놉힐 단센터 원장

올해 2월은 내 인생에서 아주 중요한 두 가지 사건이 일어난 달이다. 하나는 평생 해온 인쇄와 그래픽 디자인 일을 정리하고 그동안 회원으로만 수련해오던 단센터를 개원한 것이고, 나머지 하나는 뇌종양 판정을 받은 일이다. 이 두 가지 사건은 모두 내 인생에 다시없는 터닝 포인트가 되었다. 지금부터 그 기적 같은 이야기를 하려고 한다.

극심한 두통과 구토, 시력 장애에 시달리다

나는 인쇄와 그래픽 디자인으로 사회생활을 시작해 30년이 넘도록 쭉 같은 일을 해왔다. 컴퓨터 모니터를 오래 들여다봐야 하는 일이다 보니 항상 눈은 뻑뻑했고, 어깨부터 손가락까지의 근육이 늘 뻣뻣하게 굳어 있었다. 인쇄라는 일은 한번 기계가 돌아가면 순식간에 대량의 인쇄물이 쏟아져 나온다. 그래서 혹시라도 실수하면 전량을 폐기하고 다시 인쇄해야 하는 불상사가 생긴다. 그럴 때는 프로젝트가 클

수록 금전적인 손실 또한 클 수밖에 없다. 그러니 늘 하나부터 열까지 문제가 없는지를 꼼꼼히 챙기느라 바짝 신경을 곤두세워야 한다. 좋아하는 일이긴 했지만 직업적인 스트레스는 만만치 않았다.

단센터에서 수련을 시작한 것은 일하면서 느끼는 체력적 한계를 극복하고 피로를 풀고 싶어서였다. 그런데 수련을 하다 보니 기대한 것 이상의 효과가 있었다. 단순히 육체적인 긴장을 털어내고 몸이 건강해지는 차원을 넘어 수련을 할수록 마음이 평온해지면서 삶에 대한 가치관이 조금씩 바뀌는 걸 느꼈다. 앞만 보고 열심히 달려왔고 나름대로 업계에서 인정도 받았지만 그러느라고 삶에서 무얼 놓쳤는지에 대해선 별로 생각해본 적이 없었다. 마음속에서 그런 고민이 고개를 들 수 없을 만큼 팍팍하고 여유 없는 삶이었는지도 모른다.

그런데 단센터에서 수련하면서 몸을 이완하고 기를 통해 깊은 내면에까지 접속해 들어가자 그동안 묻어두었던 삶에 대한 의문들이 불쑥불쑥 튀어나왔다. '나는 누구인가? 무엇을 위해 사는가?' 처음엔 답을 찾을 수 없을 것 같았지만 수련을 해나갈수록 조금씩 조금씩 본질에 접근해가고 있다는 느낌이 들었고, 평생 이 깨달음을 추구하고 주변에 알리면서 살고 싶다는 꿈을 갖게 되었다.

지도자 코스를 이수할지 말지를 놓고 여러 날을 고민했다. 지금껏 나름대로 순탄하게 항해해오던 인생길을 완전히 다른 방향으로 돌리는 것이었기에 심사숙고할 수밖에 없었다. 결국 나는 마음의 소리를 따르기로 결정하고 하던 일을 정리한 후 지도자 코스를 밟았다. 그리고 올해 2월, 드디어 샌프란시스코 놉힐에 단센터를 열게 되었다.

나는 희망과 꿈에 부풀어서 2월을 시작했다. 나로서는 열심히 달려온 인생 1막을 정리하고 새롭게 주어지는 인생 2막을 여는 첫 장이었기 때문이다. 인테리어와 집기 구입까지 꼼꼼히 챙겨서 센터를 오픈하고, 한동안은 새 일에 적응하느라 정신이 하나도 없었다.

그러던 2월 3일, 센터에 출근했는데 속이 메슥거리기 시작하더니 점점 정도가 심해졌다. 결국 먹은 걸 다 토해내고 말았다. 지끈지끈한 두통도 있었는데 이렇게 아픈 건 난생 처음이다 싶게 머리가 깨질 듯이 아팠다. 독감이려니 생각하고 침대에 누워 쉬면 나아지겠지 했다. 수련을 하면서 내 몸을 조절하는 데에는 자신이 있었기 때문에 자리에 누웠다 토하러 일어나기를 반복하면서도 병원에 가지 않고 며칠을 버텼다. 그런데 일주일이 다 되도록 컨디션이 나아지질 않았다. 다음 날은 통증을 잊어볼 요량으로 TV를 켰는데 상이 두 개로 보이기 시작하더니, 그 후로 눈으로 뭔가를 보는 게 점점 더 힘들어졌다. 그제야 단순한 독감이 아니겠다 싶어 병원을 찾은 것이 2월 8일이었다.

생각을 바꾸면 뇌종양조차도 나를 깨우고 단련하는 기회가 된다
병원에서 진찰을 받은 후 의사의 권고대로 MRI 촬영을 했다. 진단 결과는 뇌종양이었다. 충격이었다. 그러나 다음 선고는 더 끔찍했다. 의

사는 MRI 사진을 보여주면서 말했다. "문제는 이 종양의 위치예요. 동맥과 너무 가까워서 절제 수술은 위험합니다. 안타깝지만 …… 수술은 어렵겠습니다." 맙소사! 내게 왜 이런 일이! 희망차게 인생 제2막을 연 이 시점에 이게 무슨 마른하늘에 날벼락이란 말인가! 그럼 이제 죽음을 기다리는 일밖에 남지 않은 건가. 나는 온몸에 힘이 쭉 빠지면서 머릿속이 하얘졌다. 함께 있던 가족들도 믿을 수 없다는 얼굴로 넋이 나간 채 나를 바라볼 뿐이었다.

밥도 먹히지 않았고 잠도 잘 수 없었다. 아무리 생각해도 이 상황을 어떻게 헤쳐 나가야 할지 그저 막막하기만 했다. 뇌에 종양이 있는 걸 알면서도 아무 처치도 할 수 없다니. 그냥 이대로 손을 놓고 죽을 날만 기다려야 한다니. 아무리 생각해도 너무 억울하고 기가 막혔다.

그날도 복잡한 생각으로 집 안을 서성이고 있는데 소식을 전해들은 단센터 지역장님이 전화를 하셨다. 내가 답답하고 기막힌 심정을 토로하며 울먹이자 지역장님은 전혀 생각지도 못한 말로 나를 위로해주었다. 그 말은 내 평생 잊을 수 없는 금언이 되었다.

"벳! 강해지세요. 당신은 분명히 이 상황을 잘 헤쳐 나갈 준비가 됐습니다. 만약 당신이 준비되지 않았다면 이런 일은 절대 일어나지 않았을 거예요."

지역장님의 그 말씀에 나는 머리를 한 대 얻어맞은 기분이었다. '그래, 맞아! 이건 뭔가를 배우고 나 자신을 단련할 수 있는 기회야!' 왜 나는 한번도 이렇게 생각해보지는 않은 걸까? 수련을 시작하고 지도자 코스를 밟는 동안 긍정적인 생각의 힘에 대해 귀가 따갑도록 들었으면서. 나는 그동안 같은 상황도 보는 관점에 따라 얼마든지 달라질 수 있다는 걸 머리로만 이해했을 뿐이었다. 그러니 실제로 엄청난 두려움에 맞닥뜨려서는 죽음의 공포가 모든 것을 잠식해 거기에만 깊이 빠져들었을 뿐 그 상황 밖에서 생각해보는 지혜를 발휘할 수는 없었던 것이다.

놀랍게도 그 생각을 하는 순간, 병원을 다녀온 이후로 계속 '이 일을 어떻게 해결하지?'라고 전전긍긍하던 에너지에서 '이건 도전이고 기회야!'라는 에너지로 극적인 변화가 일어났다. 지역장님의 말씀은 같은 상황을 완전히 새로운 관점으로 볼 수 있게 해주었다. 조금 전까지 초조하고 불안하던 나는 온데간데없이 사라지고, 앞으로 어떤 상황이 펼쳐진다고 해도 더 이상 두렵지 않을 것 같았다. 심지어 이 경험을 통해 내가 배울 수 있는 게 무얼까 궁금해지기까지 했다. 나는 삶이 던져준 이 도전에 제대로 한번 응하고 싶었다.

250명이 함께 일궈낸 '매일 아침 9시 30분'의 기적

그 즈음 단센터에서는 생명전자 수련을 하고 있었다. 생명전자는 이 우주와 모든 생명에 내재해 있는 근원의 에너지로, 몸과 마음과 영혼을 치유하고 정화한다. 생명체의 에센스가 되는 이 순수한 에너지를 받아 나를 치유하고, 또 주변에 전달함으로써 다른 사람을 치유하는 것이 생명전자 수련이다. 생명전자의 에너지는 공간을 초월해서 전달되기 때문에 멀리 떨어져 있거나 직접 손을 대지 않아도 얼마든지 주고받을 수 있다. 이 원리를 장황하게 설명하는 이유는 바로 이 방법으로 나는 뇌종양을 이겨냈기 때문이다.

미주 지역 단센터를 총괄하는 CEO는 지도자들을 대상으로 정기적으로 운영이나 교육에 관련된 인터넷 생방송을 한다. 내가 뇌종양 판정을 받았다는 사실을 알고 그는 이 방송에서 "앞으로 무슨 일이 있어도 매일 아침 9시 30분에 벳에게 생명전자를 보내겠다. 여러분도 우리의 동료 벳을 위해 마음을 모아주길 바란다"고 말했다. 그 후로 미주 전 지역의 250명 단센터 지도자들이 모두가 한마음으로 매일 같은 시간에 내게 생명전자를 보내기 시작했다.

나는 매일 아침 9시가 되면 그들이 보내주는 생명전자를 받을 준비를 했다. 먼저 모든 관절들을 풀어 몸을 이완해준 후에 뇌파진동으로 생명전자를 잘 받을 수 있는 최상의 컨디션을 만들었다. 30분쯤 준비 수련을 하고 난 후 정확히 9시 30분이면 눈을 감고 앉아서 몸의 느낌에 집중했다. 차분히 호흡을 고르며 집중하고 있으면 혼자서 생명전자 수련을 할 때와는 다른 여러 가지 체험을 했다. 몸이 불덩이처럼 뜨거워지기도 하고, 구름 위에 앉은 것처럼 둥실 떠올랐다가 우주 공간을 유영하듯이 흘러 다니기도 하고, 마치 더운 여름날 아이스크림이 녹듯이 머리부터 발끝까지 사르르 녹아내리는 것 같기도 했다.

어떤 날은 자세를 취한 지 얼마 지나지 않아서 황금색의 빛줄기가 마치 폭우처럼 내 몸 위로 마구 쏟아져 내렸다. 그 빛의 줄기가 내 몸을 두드리는 느낌이 너무 시원해서 황홀할 지경이었다. 그러더니 가느다란 줄기들이 크게 하나로 모여 내 정수리로 쑤욱 밀려들어와 몸속을 이리저리 흘러 다녔다. 나는 브레인스크린을 띄워 뇌종양 판정을 받을 때 병원에서 본 MRI 사진을 떠올렸다. 좌우뇌 사이에 3센티 정도 크기의 종양이 뚜렷하게 보였다. 나는 그 종양에 의식을 집중하면서 몸속으로 들어왔던 빛줄기가 종양을 어루만지고 감싸는 장면을 상상했다. 그러자 마치 레이저 수술로 종양을 잘라내는 것처럼 엄청난 스파크가 일었다. 이 체험 이후 몸도 마음도 한결 개운해져서 이후에도 생명전자를 받는 시간에 이 방법을 적극 활용했다.

뇌종양이 깨우쳐준 삶의 비밀, 우리는 생명전자로 연결된 존재다!
그렇게 3개월쯤이 지난 5월 12일. 나는 다시 병원에서 2차 검사를 하며 MRI를 찍었다. 결과가 나오길 기다리면서 초조하지 않았다면 거짓말이다. 하지만 그동안 수련하면서 받은 느낌이 있었기에 분명히 경과가 좋을 거라고 확신했다. 의사가 결과를 갖고 나오기까지 시간이 지체되자 같이 갔던 언니는 "더 나빠진 것 아니냐"며 안절부절못했다.

드디어 담당 의사와 마주앉아 검사 결과를 듣게 된 순간, 입이 바짝바짝 타들어가는 나를 향해 의사는 슬라이드를 보여주며 말했다. "믿을 수 없는 일이 일어났어요. 여기 흔적은 있지만 종양이 거의 없어졌어요. 이건 정말 비정상적인 일이에요. 아무 처치도 없이 종양이 없어지다니요!" 의사는 결과지가 바뀐 건 아닌지 몇 번을 확인했다며 도무지 믿을 수 없다는 말만 되풀이했다. 이건 기적이라고밖에 말할 수 없다. 그랬다. 이건 내게 생명전자를 보내준 수많은 사람들이 함께 만들어낸 기적이다. 나는 그들에게도 이 기쁜 소식을 알려주고 마음 깊이 감사하고 싶었다. 집으로 돌아오자마자 나는 나를 위해 생명전자를 보내준 미주 지역 단센터의 모든 분들께 이메일을 보냈다.

"여러분이 온 마음으로 보내준 생명전자 덕분에 3개월 만에 뇌종양이 사라졌다는 판정을 받았습니다. 정말 기적 같은 일이 일어난 거지요. 나는 이 일이 이유가 있어서 일어났다고 생각합니다. 지역 장님의 말씀처럼 나는 이 일을 통해 육체적으로, 정신적으로 더 강해지고 더 열정적으로 바뀌었습니다. 그리고 내가 사랑하고 나를 사랑하는 사람들이 얼마나 많은지를 새삼 느꼈습니다. 나는 혼자가 아니라 모든 사람들과 생명전자로 연결된 존재임을 체험했습니다. 여러분의 사랑 덕분에 저는 다시 태어났습니다. 그동안 저에게 생명전자의 축복을 퍼부어주신 여러분들께 무한한 감사의 마음을 전합니다. 사랑합니다! - 벳 카스토리아 드림 - "

생명전자의 에너지를 증폭시키는 법

생명전자의 에너지는 누구든 간절하게 원하기만 하면 끌어와서 자신과 다른 사람을 치유할 수 있다. 그런데 이 생명전자의 에너지를 증폭시킬 수 있는 방법이 있다. 내가 체험한 경우처럼, 같은 시간에 다수의 사람이 함께 염원하며 생명전자의 에너지를 끌어오는 것이다.

생명전자의 에너지뿐 아니라 모든 에너지는 파동으로 존재한다. 소리굽쇠가 같은 파동을 지닌 소리에 공명해서 떨리는 것처럼, 생명전자의 에너지도 우리가 건강을 원하면 건강의 에너지가, 행복을 원하면 행복의 에너지가 공명해서 끌려온다. 이때 같은 시간에 다수의 사람이 끌어당길 때 생명전자의 에너지는 무한대로 증폭된다. 그래서 수련은 혼자 할 때보다 많은 사람들이 한자리에 모여서 할 때 훨씬 더 효과가 좋다. 다수에 어울리는 에너지 마당이 형성되기 때문이다. 단센터에 오는 회원들이 집에서 혼자 할 때보다 센터에서 수련할 때 훨씬 더 기운이 잘 느껴진다고 말하는 것도 같은 이유다.

생각보다 수련에 진전이 없어서 고민하고 있다면 센터 수련에 열심히 나가거나, 많은 사람들이 모여서 수련하는 특별수련에 참가해보자. 혼자서 할 때와는 강도가 다른 에너지를 체험할 수 있을 것이다.

정신분열증을 이기고 다시 태어난 내 아들

한경희 _ 50세, 자영업

나는 세 아이의 엄마다. 여러 가지 이유로 15년 전 이혼을 했고, 미용실을 운영하며 아이들과 함께 살고 있다. 지금은 다들 성인이 되었지만 한 부모 가정이 대개 그렇듯이, 나도 생계를 책임지느라 바빠서 아이들이 커가는 과정을 살뜰히 살펴주진 못했다. 그러나 그건 엄마의 변명일 뿐 어린 아이들은 그 속에서 말할 수 없이 상처받으면서 내면의 어둠을 키워가고 있었다. 이 체험기는 그런 성장 과정에서 자기를 부정하며 고통받은 내 아들과, 먹이고 공부시키는 것밖에 할 줄 몰랐던 반쪽짜리 엄마였던 내가 함께 성장한 기록이다.

곪아터진 아들의 한밤의 절규 "엄마, 나 좀 살려줘!"
둘째 준서는 어려서부터 순하고 여린 아이였다. 사내아인데도 장난으로라도 누굴 때리는 법이 없고, 수줍음이 많아서 사람들과 눈을 잘 못 마주쳤지만, 어린아이라고 믿기 어려울 만큼 다른 사람의 마음을 잘 헤아리고 배려할 줄 알았다. 그렇게 착하게 잘 커가는 줄 알았던 준서가 그토록 큰 마음의 병을 앓고 있다는 걸 알게 된 건 고등학교 1학년 때였다.

어느 날 밤, "살려줘!"라고 다급하게 외치는 소리에 놀라 준서 방으로 달려갔다. 아이는 식은땀을 뻘뻘 흘리며 온몸으로 발버둥치면서 살려달라고 울부짖고 있었다. 얼른 아이를 깨워서 안아주었지만 준서는 잠에서 깨고도 흐느끼며 쉽게 진정하지 못했다. 부들부들 떨면서 "엄마, 나 좀 살려줘!"라는 말만 되풀이했다. 그때서야 나는 뭔가 크게 잘못되어가고 있구나 싶었다. 아이를 다독여 진정시킨 후 대체 무슨 일인지 물으니, 준서 입에서는 나로선 상상도 못한 기막힌 얘기들이 쏟아져 나왔다.

이혼 직후, 미용실 일은 밤 10시가 넘어서야 끝났고, 따로 아이를 맡길 데가 없었다. 남편은 비교적 시간 쓰기가 자유로웠기에 틈나는 대로 집에 들러 아이들의 생활을 챙겨주었다. 아빠로서의 역할은 해주려는 마음이 고마울 뿐이었는데, 그게 준서에게 그토록 큰 상처가 되었을 줄이야.

남편은 아주 꼼꼼하고 잔소리가 많은 성격이다. 아이들을 챙기면서도 사랑으로 보듬어주기보다 잘 못한다고 쥐어박고 윽박지르는 일이 다반사였던가 보다. 같은 일을 겪으면서도 누나나 남동생은 별 문제가 없었던 반면, 여리디 여렸던 준서는 아빠에게 욕먹고 벌 받으면서 자기는 아무짝에도 쓸모없고 못난 존재라는 자기 부정의 마음을 한없이 키워갔던 모양이다. 그런 한편 '내가 이런 사람이야'라고 보여주고 싶은 사내아이 특유의 과시욕도 늘 마음 한구석에 도사리고 있었다고 한다.

그러다가 중학교에 가서 욕하고 주먹 쓰는 아이들을 보며 대리만족을 느끼면서 함께 어울리기 시작했는데, 시간이 지날수록 견디기 힘들었단다. 무리와 어울려 다니며 온갖 비행을 저지르면서도 '이건 아닌데' 하는 자기 양심의 소리를 늘 들었던 것이다. 도대체 어떤 일이 있었던 거냐고 다그쳐도 준서는 "차마 그 얘기는 입에 담을 수도 없다"며 한사코 말하기를 거부했다. 그런 내면의 갈등을 아무에게도 말하지 못하고 혼자 겪으면서 준서는 천천히 병들어가고 있었던 것이다. 스스로가 너무 싫고 끔찍한 자기 부정의 마음과, 자기 존재의 빛나는 가치를 증명하고 싶은 욕망 사이에서 아이는 엄청난 혼란을 겪고 있었다.

하늘이 무너지는 것 같았다. 그런 줄은 까맣게 모르고 말수가 적고 사람들과 눈을 잘 못 마주치는 아이를 보며 너무 숫기가 없고 착해서라고만 생각한 못난 엄마라니. 매일 밤, 아니 매순간 준서는 혼자서 얼마나 두렵고 무서웠을까. 혼자서 참고 또 참다가 살려달라고 울부짖으며 매달릴 때까지 엄마라는 나는 도대체 뭘 하고 있었단 말인가.

날마다 싸우고 부수고, 대인기피증에 실어증까지

정신과 병원을 찾아갔다. 누구랑 눈만 마주쳐도 싸울 것 같고, 매순간 끔찍할 만큼 불안한데 뇌에 문제가 있지 않고서야 이럴 순 없는 거라고 아이가 강력히 원했다. MRI를 촬영했더니 전두엽 쪽에 아주 작은 뭔가가 관찰되긴 하지만 문제가 될 정도는 아니란 소견이었다. 염증일 수도, 단순한 뭉침일 수도 있는데 조직검사를 할 정돈 아니라고 했다. 다만 흥분 호르몬인 도파민이 과다하게 분비되고 있으니 그 억제제를 처방해주면서 아이를 행복하게 해주면 불안감도 사라지고 자신감도 생길 거라고 했다.

주변에선 운동을 하면 좋아질 거라고 해서 아이에게 물으니 권투를 하고 싶단다. 그래서 체육관에 다니기 시작했는데 이것이 오히려 불씨에 기름을 부은 격이 되고 말았다. 권투를 시작하고 나서는 어찌나 폭력적으로 변하는지 버스나 지하철은 물론이고 체육관이든 집이든 사람들과 눈만 마주치면 소리를 지르고 싸움을 해대기 시작했다.

그런데 먼저 싸움을 걸면서도 절대 상대를 때리지는 않았다. 권투를 배우고부터 자기 주먹의 위력을 아는데 상대가 맞아 피를 흘리고 아파하는 장면이 떠올라 도저히 주먹을 휘두르게 되지는 않는다고 했다. 그러니 코뼈가 내려앉고 눈이 찢어지는 건 늘 준서였다. 하루가 멀다 하고 싸워대는 아이를 붙잡고 도대체 왜 그러는 거냐고 물으니 대답이 기가 막혔다. 남자들, 특히 덩치 크고 힘 좋게 생긴 남자와 눈이 마주치면 눈을 피하면서 굴욕감을 느끼고 싶지 않아 더 눈을 부릅뜨고 보게 되고, 그러면 열에 아홉은 싸움이 된다는 것이다. 그렇게 병원과 경찰서를 수시로 드나들었다. 법원까지 가서 보호관찰과 봉사활동 처분까지 받은 적도 있었다.

한살 터울인 남동생과도 늘 팽팽한 긴장감의 연속이었다. 동생이 준서보다 체격이 더 좋은데, 동생을 볼 때도 자기도 모르게 불쑥불쑥 싸움을 걸곤 해서 준서는 집에 있을 때도 자기 방 밖으로 잘 나오지 않았다. 한번은 자기 분을 이기지 못하고 주먹으로 식탁을 내려쳤는데 나무 식탁이 그대로 쪼개지는 바람에 온 식구가 두려움에 떨었던 적도 있다. 그러니 온 가족이 식탁에 모여 식사하는 일은 꿈도 못 꿀 일이었다. 게다가 수시로 덮치는 불안감 때문에 집에 있을 때는 창문도 못 열게 했다. 에어컨도 없는 집에서 한여름 찜통더위에도 창문을 꼭꼭 닫고 살자니 못할 노릇이었다. 두꺼운 옷을 입고 있으면 보호받는 느낌이라며 계절과 상관없이 겨울 털옷을 입고 있기도 했다. 나중에는 아주 쉬운 단어조차 기억하지 못하는 실어증 증세까지 보였다.

사람들과의 관계가 힘들다 보니 학교도 빠지기 일쑤였다. 고등학교는 3년을 내리 왕따였고, 대학에 진학해서도 걸핏하면 짜증을 내고 사소한 일이 싸움으로 번지니 주변에 친구가 남아날 리 없었다. 딴에는 사람들과의 충돌을 피해보려고 갖은 노력을 했다. 계절이나 밤낮을 가리지 않고 까만색 선글라스를 끼고 다니며 사람들의 눈을 피했고, 학교나 병원에 갈 때는 콜택시를 불러 오가면서 가능하면 사람들과 부딪히지 않으려 했으며, 조금이라도 흥분되는 조짐이 있으면 싸움으로 이어질까봐 약을 먹고 잠을 자려고 애썼다. 그런 모습을 옆에서 지켜보고 있자니 어떻게 해줄 방법은 없고 속만 까맣게 타들었다.

한번은 여기저기 얻어터진 얼굴로 들어왔기에 속상한 마음에 잔소리를 했더니 준서가 울며 말했다. "이럴 땐 그냥 얼마나 무서웠냐고 하면서 날 좀 꼭 안아주면 안 돼? 내가 얼마나 무서운지 엄마가 알아?" 사시나무 떨 듯 온몸을 바들거리면서 도대체 이 아이는 왜 싸우고 있는 걸까? 왜 싸움으로만 자신을 드러내고 표현할 수 있다고 생각하는 건지, 어떻게 하면 예전의 그 따뜻하고 착한 아들로 돌려놓을 수 있을지 그저 암담하기만 했다.

남을 배려하고 타인의 시선을 즐길 수 있게 된 아들

그러던 어느 날, 준서가 단센터에 가보겠다고 했다. 마음을 다스리는 데 명상이 도움이 된다니 한번 도전해보겠다는 것이다. 혼자 외출도 잘 안 하던 아이가 단센터를 다녀오더니 이렇게 말하는 게 아닌가. "엄마! 정말 좋아. 오늘 처음 다녀왔을 뿐인데 불안하지가 않아."

다음날 준서와 함께 단센터를 찾았다. 원장님께서 엄마가 함께 수련하면 더 빨리 좋아질 거라기에 같이 등록을 했다. 미용실 일 때문에 새벽 6시 수련을 해야 했지만 하루도 빠지지 않으려고 노력했다.

수련 시간이 끝나고도 따로 남아서 단전치기나 뇌파진동 수련을 더 하기도 하고, 방학 중에는 아침에 센터에 가서 하루 종일을 보내다가 저녁에야 돌아오기도 했다. 그럴 때면 준서는 마치 다른 사람이 된 것처럼 편안하고 안정돼 보였다.

생명전자 수련을 시작하고부터는 더 열심히 수련에 매달렸다. 준서도 준서지만 나도 준서에게 생명전자를 보내는 수련을 집중적으로 했고, 원장님도 준서를 위해 생각날 때마다 생명전자를 보내주셨다.

수련을 시작한 지 얼마쯤 지났을까. 준서가 아침에 일어나더니 "엄마! 내 병이 다 나은 것 같아. 아무렇지도 않아"라고 말했다. 나는 그저 오늘은 컨디션이 좋은가보다 생각했는데 단센터 원장님께 전화가 왔다. "오늘 새벽에 준서를 떠올리며 생명전자를 보내다가 브레인스크린으로 준서의 뇌 속을 봤습니다. 아주 작은 실타래 같은 매듭이 보이기에 그걸 떼어내는 상상을 했습니다. 아드님한테 어떤 변화가 없는지 잘 살펴보세요."

신기하게도 그날 이후로 준서는 하루가 다르게 좋아지고 있다. 이유 없이 불안해하지도 않고, 선글라스를 벗고 생활하기 시작했으며, 버스나 지하철도 탈 수 있게 되었다. 3년간 복용해오던 정신과 약도 끊었다. 학교에서도 친구들과 어울리지 못하고 사람들의 시선이나 관심이 집중되면 엄청난 불안과 두려움을 느끼곤 했는데 지금은 오히려 주변에 사람이 모이는 걸 즐기게까지 되었다.

준서의 이런 변화가 아직도 나는 꿈만 같다. 눈을 떠도 감아도 24시간 시달리던 피해망상과 자기부정에서 벗어나 이제 준서는 다른 사람의 마음도 살필 줄 알게 되었다. 최근에는 새로 사귄 친구를 두고 이런 말도 했다. "엄마! 현수도 나만큼 상처가 많은가봐. 걔는 가슴이 너무 차가워, 너무 무정해. 힘들 때 서로 도움을 주고받을 수 있는 게 얼마나 행복한 일인지 현수도 알았으면 좋겠어. 현수가 그걸 느낄 수 있게 내가 도와주고 싶어." 내 눈을 들여다보며 담담한 얼굴로 말하는 준서를 보면서 나는 가슴 속으로 울었다. 이제 준서는 자기 스스로 쌓았던 세상과의 담을 허물고 주변 사람들의 상처까지 어루만질 줄 아는 마음으로 자기 삶의 새로운 발자국을 떼기 시작한 것이다.

나는 요즘도 아침마다 준서에게 생명전자를 보낸다. 고맙게도 준서는 내가 보내는 생명전자의 에너지에 정말 잘 공명해주고 있다. 예전에는 아침에 일어날 때도 온갖 망상들이 구체적인 이미지로 덮쳐 와서 힘들었는데 요즘엔 머리가 정말 맑아져서 날마다 치료되는 기분이란다. 준서는 이제 얼른 돈 많이 벌어서 엄마 빚을 다 갚아주겠다고도 하고, 과학자가 되고 싶다는 꿈도 꾼다. 생명전자 수련이 아니었다면 나도 준서도 아직 어두운 터널 속을 헤매고 있었을지도 모른다.

나는 이제 준서뿐 아니라 우리 아이들에게 더 많은 사랑의 생명전자를 퍼부어줄 생각이다. 그것이 이 부족한 엄마가 해줄 수 있는 최고의 사랑인 줄을 알기 때문이다.

5년 동안 안 팔리던 집을 팔다

김명한 _ 57세, 건설업

이 책을 읽는 분들에게 내 사례는 좀 엉뚱하게 느껴질지도 모르겠다. 다른 분들의 체험기는 몸이 건강해진다거나, 인간관계가 좋아진다거나, 자기도 몰랐던 자신을 새롭게 발견했다거나, 주변 사람들을 치유했다는 내용이 주를 이룰 텐데 내 경우는 좀 다르다. 굳이 분류하자면 '생명전자의 밝은 기운으로 공간의 에너지를 정화했다'는 정도로 말할 수 있겠다. 아무튼 이것 역시 생명전자의 송수신 장치라고 할 수 있는 브레인스크린을 이용해 목표하던 바를 성취한 놀라운 경험이기에 부족한 글로나마 적어보고자 한다.

최악의 부동산 경기에 도무지 팔 수 없을 것 같던 낡은 아파트

2011년 3월의 일이다. 20여 년 전에 산 서울 소재의 아파트를 팔려고 몇 년 전부터 부동산에 매물로 내놓은 상태였다. 그간 간혹 매매 제의가 있었지만 서로 조건이 맞지 않아서 거래는 성사되지 않았다. 그렇게 차일피일 미루다가 꼭 처분해야 할 만한 사정이 생겼다. 하지만 당시에는 부동산 경기가 날로 나빠지고 있었을 뿐더러 국내 경제 상황도 호전의 기미가 없었다.

그래도 용기를 내서 아파트 주변의 어느 부동산 사무실에 전화를 해보았다. 최근의 부동산 거래 상황에 대해 묻자 전화를 받은 중개업자가 말하길, 요즘 전혀 거래가 없고 그나마 거래를 성사시키려면 엄청나게 낮은 값을 제시해야 급매물로 팔 수 있을 거라고 했다. 사실인즉 업계에서는 요즘 분위기를 '거래 실종'이라고까지 한다면서 한숨을 폭폭 쉬었다. 나는 난감했지만 그 아파트를 꼭 처분해야 집안 경제가 숨을 돌릴 수 있는 상황이어서 물러설 데가 없었다.

어느 일요일, 세를 주고 있던 아파트를 지인 한 분과 함께 방문해서 상황을 직접 눈으로 확인하기로 했다. 아파트에 도착하니 예상한 대로였다. 20여 년 동안 전세를 준 집이다 보니 어디 성한 구석이 없었다. 벽지는 새까맣고, 창틀은 휘어져 누가 와서 본대도 구입할 맘이 생기지 않을 것 같았다. 특히 지금 살고 있는 입주자가 어린 아이들이 있는 젊은 부부여서 벽은 온통 낙서투성이에 주방은 씽크대를 새것으로 교체해주었는데도 문짝이 너덜거릴 정도로 엉망이 되어 있었다.

무엇보다도 가장 큰 문제는 현관문을 열고 들어섰을 때 뭔가 칙칙하고 기분 나쁜 듯한 느낌이 집 전체에서 풍겨 나오는 것이었다. 집은 단순한 소모품이 아니라 가족들의 삶의 터전이 돼주는 곳이다. 햇볕

이 잘 든다거나 장판이나 벽지가 깨끗한 것도 중요하지만, 그 집에서 살면 뭐든 잘 될 것 같은 훈기를 품은 집인가가 중요하다. 그런데 이 집은 전혀 그런 따뜻한 느낌과는 거리가 멀었다.

동행했던 지인이 집 안을 둘러보고는 혀를 끌끌 차며 말했다. "아무래도 이 집은 팔기 힘들겠네요. 포기하셔야겠어요. 한 2천만 원쯤 들여서 집을 새로 싹 수리하기 전에는 누가 이 집을 사려고 하겠어요?" 그 말을 듣자니 앞이 캄캄했다. 유례없는 불경기라 집값도 터무니없이 싸게 내놓을 판인데 거기다 엄청난 수리비까지 들여야 한다니 도대체 얼마나 손해를 보고 팔아야 한단 말인가 싶었다.

그렇게 몇 군데 부동산을 돌아다녀봤지만 한결같이 이 집은 팔기 어렵겠다는 대답뿐이었다. 마음은 무겁고 몸은 축 처졌다. 하루 종일 발품을 판 끝에 마지막이라는 심정으로 부동산 한 곳을 방문했다. 그런데 그 곳에서 일하는 공인중개사 아주머니를 보는 순간, 왠지 이 분이라면 그 집을 팔아줄 것 같은 느낌이 들었다. 그 분께 집을 시세보다 천만 원쯤 싸게 내놓을 테니 사고 싶다는 사람이 나타나면 꼭 연락을 달라고 당부했다. 사실 다른 부동산에서는 이삼천만 원쯤 싸게 내놓아도 팔기 어려울 거라고 했지만, 왠지 이분이라면 그 가격에 거래를 성사시켜줄 수 있을 것 같았다.

부동산을 나오면서 같이 갔던 지인에게 나는 다짐하듯 말했다. "이번 주 토요일 3시에 집이 팔릴 거니까 두고 보세요!" 지인은 황당하다는 얼굴로 쳐다보았지만, 사실 그 말은 그만큼 사정이 급한 내가 스스로에게 다짐하는 자기선언 같은 것이었다.

칙칙하고 기분 나쁜 집이 무슨 일이든 잘 될 것 같은 집으로 바뀌다

그날부터 나는 매일 밤 생명전자로 그 집의 에너지를 정화하는 데 집중했다. 눈을 감은 채 브레인스크린을 띄워놓고 그 집의 구조를 떠올렸다. 아파트로 들어가는 복도에서부터 현관문을 열고 안으로 들어가 거실, 큰방, 작은방 2개, 주방, 욕실에 이르기까지 천천히 짚어가면서 어둡고 칙칙한 기운이 걷히고 생명전자의 황금빛 에너지로 그 공간이 가득 채워지는 모습을 상상했다.

그러고 나서 나와 (내 집을 팔아줄 것 같던) 중개업자와 집을 거래할 예상 인물을 떠올린 후 셋이서 매매계약서를 작성하는 장면, 서로 만족스러운 거래를 끝낸 후 함께 식사하며 기뻐하는 장면, 새로운 가족이 그 집에서 행복하게 사는 장면 등 아주 구체적인 모습들을 이미 이루어진 현실처럼 상상했다. 그 집의 새 주인이 된 가족들을 위해서는 더 정성스러운 마음으로 생명전자를 보내며 건강하고 행복하기를 기도했다. 부동산을 다녀온 뒤로 월요일부터 금요일까지 5일 동안 나는 일념으로 집중했다.

드디어 내가 집이 팔릴 거라고 장담했던 토요일 3시가 되었다. 그러나 기다리던 전화는 오지 않았다. '안 되는 건가' 하는 마음에 맥이 풀려 있는데 4시 30분쯤 전화벨이 울렸다. 부동산에서 온 전화였다. "집을 사겠다는 분이 나타났어요. 거래 조건은 선생님이 제시한 대로 구요, 다만 잔금 완납 일정을 조금만 늦춰 달라시는데 괜찮으세요?"

야호! 나는 급히 채비를 하고 부동산으로 달려갔다. 집을 사겠다는 분을 만나서 얘길 들어보니, 그날 3시에 본인의 집을 팔았고 주위에 25평짜리 아파트를 알아보던 중 중개업자가 32평짜리로 천만 원 싸게 나온 집이 있는데 한번 보겠냐고 해서 내 집을 보게 되었단다. 그런데 아파트 복도에서부터 "이 집이다!" 싶은 생각이 들더니, 현관문을 열 자마자 훈기가 있었고, 왠지 이 집을 사면 좋은 일이 생길 것 같은 느낌을 강렬하게 받아서 더 이상 볼 것도 없다며 더 살펴보지도 않고 바로 결정했다고 한다.

잔금을 치르는 날, 그분이 한 이야기는 더 놀라웠다. "구입하려던 평수보다 큰 평수여서 부족한 돈을 변통하느라고 잔금 치르는 날을 좀 늦춰 달라고 했던 건데, 은행에서 생각 외로 아주 쉽게 융자를 받았습니다. 정말 신기할 정도로 모든 일이 순조롭게 풀렸어요. 이 집을 처음 봤을 때부터 왠지 기분이 좋아졌는데 벌써부터 이 집 주인 된 덕을 보는 것 같습니다."

모든 것이 내가 상상한 그대로 이루어졌다. 이것은 생명전자의 밝고 건강한 기운으로 그 집의 에너지를 정화하고, 내가 원하는 바를 강력하게 상상함으로써 끌어당겨 현실화한 결과라고, 나는 굳게 믿는다.

노환으로 쓰러진 아버지가 일어나시다

이학천 _ 49세, 전남 학생교육원 교육 연구사

나는 지난 25년 동안 교직에 몸을 담아 왔다. 교사는 보람과 행복이 있는 만큼 스트레스와 체력 소모도 많은 직업이다. 몸이 힘들어지거나 신경이 날카로워지면 자칫 학생들에게 피해가 갈 수도 있기 때문에 체력과 정서를 관리하는 것은 교사의 필수 덕목과도 같다. 그런 내게 단월드 수련은 심신의 건강을 유지하고, 활력 있는 생활을 하는 데 없어서는 안 될 중요한 일상 중의 하나였다.

병원에서도 치료를 포기한 아버지를 일으킨 생명전자의 기적

그런데 수개 월 전, 아버지가 노환으로 갑자기 쓰러지셨다. 그때부터 나 역시 규칙적인 생활패턴이 하나 둘 무너지기 시작했다. 아버지를 직접 찾아뵙고 병간호를 하느라 스스로를 돌볼 시간이 없었고, 자리에 누워 꼼짝도 못 하시는 아버지의 길고 긴 신세 한탄을 듣느라 집에 돌아오면 녹초가 되기 일쑤였다. 그렇게 몇 개월 동안 눈앞에 닥친 수많은 일들과 씨름을 하다 보니 다행히 아버지는 많이 회복되셨지만, 나의 체력에 빨간불이 켜졌다. 그제서야 정신이 번쩍 든 나는 곧바로 단월드에 도움을 청했다.

나는 다시 단월드에서 뇌파진동과 브레인 명상을 했고, 치유에 탁월한 효과가 있는 '생명전자 수련'을 받게 되었다. 몸을 이완하고, 집중된 상태로 언제 어디서든 생명전자를 부르면 원하는 것이 이루어진다는 원리를 터득한 후부터는 하루에도 몇 번씩 아랫배를 두드리고, 도리도리 뇌파진동을 하면서 "생명전자 기적창조"를 입으로 외웠다. 특히 생명전자 카드를 항상 갖고 다니면서 피곤할 때마다 손바닥 위에 올려놓고 명상을 하거나 카드를 가만히 바라보면서 몸과 마음을 이완하는 연습을 했다.

그렇게 3주가 지나자 여기저기 쑤시던 몸이 한결 가벼워졌고, 무엇보다 자주 웃게 되어 얼굴이 밝아지는 것을 느꼈다. 주변 사람들도 뭐 좋은 일이 있냐며, 부러운 듯 말을 걸어오곤 했다. 그 무렵부터는 아버지께 전화로만 안부를 묻고 있었는데, 아직 거동이 불편하신 아버지는 답답한 마음에 매일 불평불만을 늘어놓으셨다.

생명전자는 자기 자신을 치유할 뿐만 아니라, 타인을 치유해주는 탁월한 힘이 있다는 이야기를 듣고, 나는 일주일 동안 아버지를 상상하면서 밝고 큰 에너지인 생명전자를 꾸준히 보냈다. 먼저 생명전자 카드를 보고, 생명전자 태양 에너지를 집중적으로 받은 후에 그 에너지를 아버지께 보내는 방식으로 하루도 거르지 않고, 생명전자를 보내드렸다. 수시로 전화를 해서 건강과 마음 상태를 여쭈어보고, 긍정의 메시지를 전하는 것도 잊지 않았다. 그렇게 열흘째가 되던 날, 아버지께 안부전화를 드렸더니 아버지의 목소리가 예전과는 달리 매우 밝고 활기차게 바뀌어 있었다.

"내가 오늘은 걸어서 화장실을 다녀왔다. 뭔지는 모르겠지만 얼마 전부터 기분이 좋아지고 몸이 아주 가벼워졌단다."

아버지는 이제 천천히 걷는 연습을 하고 계신다. 물론 생명전자 카드로 아버지 스스로를 치유하는 수련도 매일 하신다. 병원에서도 재활치료를 하지 못했던 아버지가 벌떡 일어나신 것은 순수한 사랑의 마음으로 전해진 생명전자의 놀라운 기적이 아닐까. 나는 이제 사랑의 생명전자 보내기를 가족과 직장 동료 모두에게로 확대했다. 좋은 기氣 에너지, 생명전자는 주고받는 것만으로도 특별한 의미를 갖는 내 인생 최고의 선물이다.

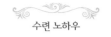

생명전자 카드 활용하기

생명전자 카드는 늘 가지고 다니면서 생명전자 수련을 할 수 있도록 특별히 제작된 것이다. 몸과 마음을 이완하고 싶을 때 꺼내 보거나, 손바닥이나 단전에 올려놓고 명상을 하거나, 아프거나 불편한 부위가 있을 때 가만히 갖다대주면 좋다. 생명전자 카드 수련은 다음과 같은 순서로 하면 된다.

① 한 손으로 카드를 들어 얼굴과 30cm 거리를 두고 두 눈 사이 인당 (양 눈썹 사이 바로 위의 오목한 곳) 위치에 가져간다.

② 카드를 얼굴과 10cm 정도 거리까지 천천히 당겼다 밀었다 한다. 9번 쯤 해주면 좋다. 이렇게 하면 생명전자 태양 그림이 뇌간에 사진처럼 찍혀 눈을 감고도 선명하게 떠올릴 수 있다.

③ 손바닥 장심에 카드를 두고 양손을 합장하여 가슴 앞에 모은 후, 눈을 감고 생명전자 태양을 떠올리며 뇌에 집중한다.

④ 집중하다 보면 열감이나 진동과 같은 여러 가지 현상이 나타난다. 고개를 좌우로 흔들며 뇌파진동을 해주면 진동이 더 극대화된다. 목, 가슴, 단전까지 생명전자가 온몸으로 퍼져나가 진동하는 것을 느껴본다. 진동을 통해 몸이 정화되고 치유되며, 자신감이 생긴다.

생명전자 카드를 보고 생명전자 태양을 뇌에 입력하는 것은 우리 몸에 에너지 변화를 일으킬 수 있는 애플리케이션을 다운받는 것과 같다. 생명전자는 집중하는 만큼 파워가 강해지므로 카드를 보면서 수련할 때는 온 마음으로 집중하는 것을 잊지 말자!

47년간 들리지 않던 귀가 들리다

베티 캐롤 윌리스 _ 65세, 주부

나는 지난 47년 동안 청각 장애를 앓았다. 오른쪽 귀에 울림 증상이
심해서 지독한 난청 증세가 있었다. 내가 날 때부터 청각 장애를 앓았
던 건 아니다. 오른쪽 귀에 문제가 생긴 건 초등학교를 다니던 어느 날
부터였다. 그날을 나는 아직도 어제 일처럼 생생하게 기억한다.

어느 날 갑자기 시작되어 47년을 괴롭힌 귀울림과 난청 증상

여느 날과 다를 바 없는 아침이었다. 나는 학교에 가기 위해 스쿨버스
에 앉아 있었다. 정류장에 정차해 있는 버스 안에서 아이들은 장난치
며 여기저기 정신없이 뛰어다녔다. 기사 아저씨가 아이들을 진정시키
기 위해 출발을 알리며 버스 문을 닫는 순간이었다. 그 소리가 마치
내 귀에는 육중한 철문이 쾅 하고 닫히는 것처럼 엄청난 굉음으로 들
리는 게 아닌가! 나는 고막이 찢어질 듯한 그 소리에 너무 놀라 비명
을 지르고 말았다.

그때 이후로 내 오른쪽 귀에서는 굉장히 큰 소리가 울리기 시작했다. '윙' 하는 모터 돌아가는 소리 같기도 하고, '치지직' 하는 고장 난 TV 소리 같기도 한 소음이 47년 동안 끊이지 않고 나를 괴롭혔다. 깨어 있을 때는 물론이고, 잠결에라도 그 소리를 듣는 날이면 더 자지 못하고 깨어나 밤을 꼬박 새기 일쑤였다. 머릿속에 고장 난 라디오라도 넣고 다니는 것처럼 웅웅 대거나 치지직 거리니 학교 공부에 집중하기도 어려웠고, 친구들의 말을 잘못 알아듣고 놀림을 당하기도 했다. 머릿속에서 쉴 새 없이 들려오는 소리 때문에 늘 머리가 울리는 듯한 두통이 있었고, 마음은 항상 짜증스럽고, 이유 없이 긴장되고 불안했다.

부모님은 내 귀 울림 증상을 고쳐보려고 백방으로 수소문했다. 잘 고친다는 병원은 안 가본 곳이 없고, 잘 듣는다는 약은 안 먹어본 게 없었다. 고등학교 때는 침으로 온갖 병을 잘 고친다는 중국인 치료사를 찾아가 오른쪽 귀에 크고 굵은 침을 맞아보기도 했지만 전혀 효과가 없었다.

엎친 데 덮친 격으로 베트남 특수부대에 근무한 적이 있었는데, 고막을 찢는 듯한 비행기 소음은 내게 너무 가혹한 근무 환경이었다. 보통 사람들도 견디기 힘든 소음 속에서 내 귀는 상태가 극도로 나빠졌다. 그때부터 오른쪽 청력을 거의 상실하면서 보청기를 끼기 시작했다. 그러나 귀 울림 증상은 여전했고, 시간이 지날수록 내면의 불안감과 스트레스는 엄청나게 쌓여만 갔다. 그런 상태로 나는 47년을 살아왔다.

신이 주신 우리 몸 안의 '최고의 의사' 생명전자

내 이런 사정을 딱하게 여긴 사촌 게일런이 단월드 수련을 권했다. 목사인 그는 꽤 여러 해 전부터 단월드 수련을 하고 있었는데, 단월드 명상이 마음을 진정시키는 데 효과가 있을 거라며 적극 추천해주었다. 그렇게 수련을 하기 시작했다. 게일런의 말대로 단월드 수련은 이명 현상으로 늘 불안정했던 내 마음의 평화를 찾는 데 큰 도움이 되었다. 기공체조로 몸 구석구석을 풀어준 다음 명상에 들다 보면, 끊이지 않고 들려오는 귓속 울림도 잊을 만큼 깊이 빠져들기도 했다. 그러고 나면 불면증으로 고통받던 사람이 1년 치 잠을 몰아 자고 난 것처럼 개운했고, 마음이 차분해지면서 평화로워졌다.

어느 날 음악을 틀어놓고 생명전자 수련을 할 때였다. 생명전자 태양 그림을 한참 응시하다가 눈을 감았는데 갑자기 눈앞이 환하게 밝아졌다. 그러더니 밝은 빛의 생명전자가 보이면서 그 빛줄기가 소나기처럼 나에게 쏟아져 내리는 게 아닌가. 생명전자의 빛줄기는 내 오른쪽 귀에 집중적으로 쏟아졌다. 나는 마음속으로 '건강한 오른쪽 귀, 건강한 오른쪽 귀'라고 계속 되뇌었다.

그러기를 몇 분이나 흘렀을까. 순간 감았던 눈이 확 떠지면서 오른쪽 귀로 소리가 들리기 시작했다. 또한 그렇게 끈질기게 나를 괴롭혔던 귀 울림 증상도 감쪽같이 사라졌다. 오른쪽 귀가 들리니 볼륨을 높이지도 않았는데 수련을 시작하면서 틀어둔 음악소리가 더 크게 들렸다. 처음엔 믿기지가 않았다. 47년 동안 고쳐보려고 온갖 노력을 해도 나아지지 않던 귀가 이렇게 한순간에 좋아지다니! 내가 오른쪽 귀로 소리를 들을 수 있고, 더 이상 머릿속에서 울리는 소리로 괴롭지 않아도 된다니!

그날 저녁, 퇴근한 남편에게 이야기했더니 남편은 믿을 수 없다는 얼굴로 TV를 작은 소리로 틀어놓고 들리느냐며 내 귀를 시험했다. 전처럼 왼쪽 귀를 갖다대지 않고도 작고 섬세한 소리까지 듣는 나를 보고 남편이 더 놀라워했다. 이제는 당신과 얘기할 때 소리 지르지 않아도 되겠다며 얼마나 기뻐하던지. 맞는 말이다. 그동안 사람들을 만날 때마다 상대가 나를 위해 소리 높여 말해야 하는 것이 가장 불편했다. 특히 처음 만나는 사람을 대할 때는 혹시라도 상대의 말을 놓치거나 잘못 알아들을까봐 어찌나 신경을 곤두세우게 되던지. 그로 인한 직장생활이나 인간관계의 스트레스는 이루 말할 수 없었다. 그러니 소리가 잘 들리기 시작하면서 생활이 편리해진 것은 물론이고 성격도 많이 부드러워져 주변 사람들이 놀랄 정도다.

내가 경험한 생명전자 수련은 어떤 약이나 치료법으로도 나아지지 않던 내 귀를 낫게 해준, 아주 특별한 치유법이다. 더구나 약을 먹지 않아도 되고 부작용도 전혀 없다. 신이 우리 몸 안에 '최고의 의사'를 선사해 주었다는 것을 제대로 체험한 것이다. 나는 요즘 주변에 몸이 아픈 사람들에게 생명전자 수련을 적극 권한다. 절대 포기하지 말라고. 생명전자 수련을 하면 당신 자신 안에서 최고의 치유법을 찾게 될 거라고!

브레인스크린 학습법으로 전 과목 100점 맞았어요!

박나연 _ 13세, 학생

공부를 웬만큼 하는 학생이라면 누구나 한번쯤 시험에서 '올백'을 맞아보는 꿈을 꿀 것입니다. 물론 쉬운 일은 아니지요. 그래서 더 도전해보고 싶은 일이기도 합니다. 가끔 전 과목에서 백 점을 맞는 친구를 보면 정말 부러웠습니다.

그런데 이번 기말고사에서 제가 드디어 꿈에도 그리던 올백을 맞았습니다. 하하! 자랑이냐구요? 예, 자랑 맞습니다. 하지만 누구처럼 자기만의 학습법을 꽁꽁 숨겨놓고 가르쳐주지 않는 깍쟁이가 되고 싶지는 않습니다. 저도 공부한 만큼 성적이 오르지 않아서 엄청 고민하고 방황하던 때가 있었기 때문이죠. 제가 공부한 방법을 활용하면 누구든 원하는 만큼 성적을 올릴 수 있습니다. 어떤 방법이냐구요? 지금부터 그 방법을 알려드리겠습니다.

성적 스트레스로 자신감도 잃고 친구들, 가족들과도 멀어져

저는 공부 욕심이 꽤 많은 편입니다. 그러다 보니 시험 때마다 잔뜩 긴장을 합니다. 이번엔 지난번보다 성적을 올려야 하는데, 잘할 수 있을까? 선생님이 시험 날짜를 알려주면 그때부터 온 몸이 반응하기 시작합니다. 밥을 먹어도 소화가 잘 안 되고, 화장실도 잘 못 가고, 잠도 잘 못 잡니다. 제 나름대로는 노력한다고 하는데 왜 성적은 욕심만큼 안 나오는지. 생각할수록 OTL(좌절)이었습니다.

때때로 시험에서 올백을 맞는 친구를 보면 말할 수 없이 부러웠지요. 난 아무리 노력해도 서너 개는 꼭 틀리고 마는데, 저 친구는 어떻게 공부했기에 올백을 맞을까? 이게 내 한계일까? 나는 노력해도 안 되는 걸까? 여기까지가 내가 할 수 있는 전부일까? 이런 생각을 하면 내 자신이 자꾸 초라해지고 자신감은 점점 사라졌습니다.

원래 활달한 성격은 아닌 데다 성적 때문에 고민하고 의기소침해지면서 친구들이나 가족들과도 자꾸 거리를 두게 되었습니다. 아무것도 아닌 일로 친구와 다투는 일도 잦아지고, 그런 만큼 잘 웃지 않는 저를 보며 가족들 걱정도 많았지요. 또 제가 누구나 시한폭탄으로 변한다는 바로 그 '사춘기' 아니겠습니까? 그러니 집에서는 엄마 아빠도 제 눈치를 살피느라 어쩔 줄 몰라 하시는 게 제 눈에도 보였습니다. 그래도 나 몰라라 했습니다. 맘대로 안 되는 성적 때문에 짜증 부리기 바빴지요.

기억으로 요점정리 노트를 만드는 브레인스크린 학습법

그러다가 엄마가 단월드 수련을 권해주셨습니다. 시험 때마다 너무 긴장하는 몸과 마음을 풀어주는 데도 좋고, 공부에도 도움이 될 거라고 하셨지요. 그래서 수련을 시작했는데 브레인스크린을 이용한 생명전자 수련이란 게 있었습니다. 특히 저처럼 공부하는 학생들에게 큰 도움이 되는 것이 브레인스크린을 활용한 학습법이었죠. 브레인스크린 학습법을 한 마디로 설명하자면, 학교에서의 수업 내용이나 혼자 공부한 학습 내용을 마치 영화관에서 필름을 걸어 영화를 상영하는 것처럼 되돌려 보면서 중요한 내용을 새롭게 편집하고 저장하는 것입니다. 뇌에서 기억을 불러내고 다시 저장하는 원리가 영사기로 필름을 돌리는 것과 같은 이치인 셈입니다.

브레인스크린 학습법을 배우고 나서는 시간이 날 때마다 공부한 내용을 기억하기 좋게 편집하고 재생하는 연습을 하기 시작했습니다. 학습 효과를 높이기 위해서는 몸과 마음의 긴장을 완전히 풀어주는 것이 중요하기 때문에 먼저 뇌파진동으로 시작합니다. 고개를 좌우로 살살 흔들면서 고민, 불안, 걱정, 잡념 같은 것들을 털어내다 보면 어느 순간 머리가 상쾌해지고 마음이 편안해집니다. 이때가 바로 뇌가 가장 공부하기 좋은 상태입니다.

몸과 마음이 준비되면 생명전자 태양 그림 속의 붉은 태양이 머리 정수리로 쑤욱 밀려들어오는 상상을 합니다. 그리고 눈을 감은 채로 눈앞에 스크린을 떠올리는 거죠. 이제 그 스크린 위에 재생해서 편집하고 싶은 장면을 떠올립니다. 수업 시간을 예로 들면, 수업 시작부터 끝까지를 다시 떠올리면서 필요 없는 장면은 잘라버리고 선생님이 중요하다고 강조한 내용은 빨간 줄을 치거나 해서 재편집하는 거죠. 요점정리 노트를 만드는 것처럼 기억으로 수업 내용 요약본을 만드는 거예요. 이렇게 재편집된 필름을 다시 돌려보면 더 잘 기억할 수 있고 그러면 공부한 내용을 절대 잊어버릴 수가 없어요.

이 방법은 특히 쉬는 시간에 활용하면 좋아요. 수업이 끝난 다음 아직 내용을 생생하게 기억할 때 바로 브레인스크린을 띄워 중요한 내용만 가려서 편집해두는 거죠. 그러면 따로 복습할 시간이 필요 없을 정도로 수업 내용을 바로바로 생생하게 머릿속에 넣어둘 수 있답니다.

브레인스크린 영상화로 용기와 자신감을 불어 넣으세요

이 학습법으로 저는 드디어 꿈에도 그리던 올백을 맞을 수 있었습니다. 아무리 공부해도 꼭 서너 문제는 틀리곤 했는데 역시 브레인스크린 학습법의 힘은 대단했어요. 이번 시험을 앞두고 단센터에서 기말고사 대비를 위한 특강이 있었는데 그 효과를 톡톡히 봤습니다. 먼저 스크린에 예상 시험 문제와 나의 예상 점수를 떠올리는 비전명상을 했어요. 저는 당연히 올백을 떠올렸지요. 그런데 처음에는 자꾸 '정말 내가 할 수 있을까?' 하는 불안감이 같이 올라오더라구요. 그럴 때마다 머리를 흔들며 부정적인 생각을 털어내고 성적표를 받아들고 기뻐하는 제 모습을 떠올렸습니다. 그걸 되풀이하니까 점점 '할 수 있다'는 자신감이 생기고 아직 실현되지도 않았는데 '해냈다'는 뿌듯함까지 느껴지지 뭐예요.

브레인스크린 학습법을 활용한 과목별 정리는 이렇게 했어요. 국어는 지문의 내용을 머릿속으로 떠올리고 그 내용으로 문제를 내서 풀어봅니다. 사회는 머릿속에서 내용을 총 정리하고, 그 내용을 다시 스크린에 띄워 확인합니다. 과학은 원리, 실험 순서, 실험 결과 등을 하나하나 생각해서 띄웁니다. 영어는 교과서에 나오는 여러 가지 표현들을 떠올리며 복습하고, 듣기 연습은 머릿속에서 소리를 베껴 쓰는 연습을 합니다. 마지막으로 각 과목별로 1번부터 30번까지 예상문제를 머릿속으로 띄워 풀어보고, 어려운 공식 문제는 스크린 위에서 공식을 정리한 후 실전문제를 풀어봅니다.

이렇게 시험에 대한 모든 것들을 브레인스크린으로 영상화하면서 학습 내용을 정리한 것뿐 아니라 내 자신에게 할 수 있다는 용기와 자신감을 불어넣어준 것이 큰 효과를 본 겁니다. 이제 성적 관리는 브레인스크린 학습법이면 문제없다고 생각하니 뭘 해도 자꾸만 웃음이 납니다. 성적 스트레스로 불편했던 친구들, 가족들과의 관계도 당연히 좋아졌지요. '질풍노도의 사춘기'도 옛말이고요. 더구나 제 스스로에 대한 믿음이 생기면서 사범대학에 진학해 좋은 선생님이 되고 싶다는 꿈도 생겼습니다. 어때요? 이만하면 "저, 올백 맞았어요!"라고 자랑해도 미워하지 않으실 거죠?

생명전자의 힘을 보여주는 양파 실험 이야기

김진희 _ 41세, 초등학교 교사

올해로 교편을 잡은 지 17년차지만 아이들을 가르치는 일은 늘 쉽지 않다. 특히 인성교육이라는 부분은 언제나 나를 고민하게 만든다. 역사를 통틀어 보면 동서와 고금을 막론하고 늘 어른들은 "요즘 애들은 못쓰겠어"라고 말해왔다지만, 요즘 아이들은 정말이지 교사의 통제가 불가능할 만큼 그 정도가 심하다. 습관적으로 욕을 하는 건 예사고, 말도 안 되는 사소한 이유로 주먹이 오가는 싸움을 하며, 이유 없는 집단따돌림은 무슨 게임을 즐기듯 하기도 한다.

학급 전체가 이런 분위기에 젖어 있는 걸 일찍 바로잡지 못하면 아이들은 아이들대로, 교사는 교사대로 끔찍한 1년을 보낼 수밖에 없다. 아이들은 아직 자신의 말과 행동이 주변에 얼마나 엄청난 영향을 미칠 수 있는지를 잘 자각하지 못한다. 그러다 보니 작은 교실 안에서도 생각 없이 하는 거친 말과 행동 때문에 사건사고가 끊이지 않는다.

미움 양파, 사랑 양파, 무관심 양파의 확연히 다른 성장 상태

그때마다 나는 고민스러웠다. 훈계하고 체벌하는 건 나로서도 개운치 않고, 아이들 역시 한귀로 듣고 한귀로 흘려버리기 일쑤다. 아이들이 선생님 잔소리라고 생각하지 않으면서도 좋은 말, 좋은 생각, 좋은 행동의 중요성을 피부로 느끼게 해줄 수 있는 방법이 없을까. 이런 고민을 한창 하던 즈음, 다니던 단센터에서 아주 좋은 힌트를 얻었다. 바로 양파 키우기 실험이다.

새 학기가 시작되면 나는 새로 만난 아이들과 한 가지 실험을 함께 한다. 바로 '생명전자 양파 키우기' 실험이다. 방법은 간단하다. 똑같은 온도와 습도, 채광 조건에서 물을 채운 컵 위에 3개의 양파를 올려놓고 키운다. 단, 각각의 양파에는 서로 다른 메시지를 적어두고 누구든지 양파를 볼 때마다 그 메시지를 읽어준다. 이름 하여 '사랑 양파'는 "사랑해, 고마워, 좋아해"와 같은 긍정적인 메시지를 붙여놓고, '미움 양파'에는 "미워, 짜증나, 죽어버려"와 같은 부정적인 메시지를 붙여놓는다. 마지막 남은 '무관심 양파'에는 아무것도 붙여놓지 않고, 아무런 관심도 보이지 않는다. 양파들을 볼 때마다 마음을 담아 미션을 수행하라고 하면 아이들은 아주 재미있어 한다. 그리고 미리 결과를 알려주지 않고 3개의 양파가 각각 어떻게 자라는지 잘 지켜보자고만 한다.

그렇게 15일쯤이 지나면 양파는 확연히 다르게 자란다. 사랑 양파는 뿌리도 튼실할 뿐 아니라 잎도 푸르고 곧게 자라지만, 미움 양파는 잎도 누렇고 뿌리도 거의 자라지 않는다. 더 놀라운 것은 무관심 양파다. 무관심 양파는 3개의 양파 중 가장 자라는 속도가 느리고, 잎이나 뿌리의 성장 상태도 나쁘며, 때로는 썩어버리기까지 한다.

생명전자를 경험한 아이들은 마음 쓰는 법을 배운다

이 실험을 지켜본 아이들의 반응은 실로 놀랍다. 백문이 불여일견이라고 하듯이, 아무리 좋은 말로 타일러도 쇠귀에 경 읽기로 반응하던 아이들도 이 실험 결과를 제 눈으로 보고나면 말과 행동의 힘을 피부로 느끼는 것 같다. 나는 이 실험을 통해 아이들에게 좋은 기氣에너지 생명전자의 의미를 설명해준다. 생명을 살리는 좋은 기에너지가 바로 생명전자이고, 좋은 말, 좋은 감정, 좋은 생각이 얼마나 놀라운 기적을 가져오는지도 이야기해준다. 이 실험을 마치고 나면 습관적으로 욕을 하던 아이들도 고운 말을 하려고 애쓰고, 맘에 들지 않는 친구가 있어도 좀더 관심을 갖고 친해지려고 노력하는 모습을 보인다. 이 실험을 하기 시작한 후로 내가 맡은 반에서는 왕따가 없다.

살아 있는 모든 생명은 긍정적인 생명전자에 반응한다. 우리 반 아이들은 몸이 아프거나, 감정적으로 상처를 받더라도 서로가 서로에게 사랑의 생명전자를 보내면서 금세 기분이 좋아지는 경험을 하곤 한다. 생명전자는 눈에 보이지 않지만 분명히 존재하는 기 에너지요, 파동이다. 어렸을 때부터 몸과 마음으로 생명전자를 경험한 아이들은 좋은 마음을 쓰는 법을 터득하게 된다.

호흡을 길게 하고, 눈을 감는다. 허리를 곧게 펴고, 따뜻한 에너지가 아랫배에 가득 차도록 상상을 한다. 그리고 사랑하는 우리 반 아이들의 얼굴을 하나하나 떠올려 본다. 사랑의 생명전자를 보낼 때, 아이들의 얼굴은 더없이 밝아진다. 나는 사람과 사람, 세상과 세상을 치유하는 생명전자의 놀라운 힘을 믿는다.

3일 만에 디스크 통증이 감쪽같이 사라지다

박민기 _ 39세, 회사원

나는 두 가지 일을 하고 있다. 주중에는 회사원으로 근무하고, 주말에는 외부 강사로 출강을 나가는 일이 많다. 그러다 보니 강의 스케줄이 줄줄이 잡힐 때면 주중보다 주말이 더 정신없이 바쁠 때도 있다. 주변에선 이런 날 보고 "그렇게 돈 벌어서 다 뭐하냐?"고 핀잔을 주기도 한다. 하지만 자신의 꿈을 위해 차근차근 계획한 대로 실천해나가는 기쁨을 몰라서 하는 말이다.

허리에서 발끝까지 이어진, 몸을 가눌 수 없는 통증

그날도 좀 과하다 싶을 만큼 무리한 강의 일정을 감행한 다음이었다. 집으로 돌아가려고 주차장으로 내려가는데 갑자기 허리부터 새끼발가락까지 날카로운 통증이 느껴졌다. 팽팽하게 당겨진 신경을 예리한 칼날로 잘라내는 것처럼 너무 고통스러웠다. 눈물이 찔끔 나오고 진땀이 솟았다. 바닥에 주저앉다시피 해서 잠시 생각했다. '왜 이러지, 뭐가 잘못된 걸까? 병원에 가봐야 하나?' 하지만 다음날 오전에도 아주 중요한 강의 일정이 잡혀 있어서 혹시라도 병원에 갔다가 당장 입원이라도 해야 하는 상황이 벌어지면 어떡하나 고민스러웠다. 잠시 앉아서 쉬자니 통증이 약해지는 것 같기도 해서 우선 내일 일정만 끝낸 후에 병원에 가보자고 마음먹었다. 그래도 운전할 엄두는 안 나서 대리운전을 불러 집까지 차를 몰고 왔다. 아파트 주차장에 차를 세우고 아내를 불러내려 부축을 받고서야 집까지 올라올 수 있었다.

문제는 그날 밤이었다. 한번 시작된 통증은 끊이지 않았는데 너무 아파서 제대로 앉을 수도, 설 수도, 누울 수도 없었다. 어떤 자세를 취해도 허리부터 새끼발가락까지 이어지는 통증을 다스릴 수가 없으니 몸을 어떻게 지탱해야 할지 난감하기 짝이 없었다. 안절부절못하는 날 보고 아내는 아침에 멀쩡하게 나간 사람이 도대체 왜 그런 거냐며 당장 응급실로 가보자고 성화였다. 그때 문득 생명전자 수련이 생각났다. 건강관리 차원에서 1년째 단월드에서 수련을 하고 있는데 요즘 센터에서 새로 시작한 수련법이다.

벽에 등을 기대고 통증을 겨우겨우 참아가며 반가부좌를 틀고 바닥에 앉았다. 욱신거리는 통증 때문에 거칠어진 호흡을 차분하게 고른 후, 브레인스크린을 띄워 내 몸을 가만히 지켜보았다. 도대체 어디에 문제가 있는 걸까 하는 생각으로 한참을 집중하자 척추 디스크들 사이에 빈 공간 같은 것이 느껴졌다. 아, 이곳이 뭔가 잘못되었나보다 싶었다. 나는 생명전자 태양을 떠올리고 그 붉고 강렬한 에너지로 공을 만들어 디스크들 사이의 빈 공간으로 보내는 상상을 했다. 하나, 둘, 셋, 넷 ……. 통증이 느껴질수록 더 붉고 큰 공을 만들어 보냈다. 그러면서 그 공간이 생명전자로 가득 채워지는 모습을 계속 상상했다. 그러자 신기하게도 조금씩 허리가 편안해지고 통증이 사라지는 것이 아닌가!

수술 없이 생명전자 에너지공으로 디스크를 치료하다

그렇게 편안하게 잠을 자고 다음날 오전 강의까지 무사히 마친 후, 정형외과를 찾았다. MRI 촬영 결과, 요추 5번과 천추 1번 사이의 디스크가 신경을 심하게 누르고 있는 디스크 증상으로 판명되었다. 진찰을 한 의사는, 이 정도면 통증 때문에 견디기 힘들었을 텐데 어떻게 혼자 걸어 들어왔느냐며 놀라워했다. 이해할 수 없다는 표정으로 계속 고개를 갸웃거리며 말했다. "이 상태면 수술을 하는 게 당연하지만 통증도 없고 서 계실 수도 있으니 우선 사흘 동안 견인치료와 물리치료를 해보고 수술 여부를 결정하시죠." 그러면서도 의사는 계속 "거 참 이상하네"라고 중얼거리면서 믿을 수 없어 했다.

피할 수 있다면 되도록 수술은 안 하고 싶었다. 주변에 디스크를 앓은 사람들 얘길 들어봐도 수술은 최후의 방법이니 다른 방법을 찾아보고 도저히 안 되겠다 할 때 마지막으로 선택하라고 충고해주었다.

생명전자 수련으로 통증을 다스릴 수 있었으니 이 방법이라면 디스크 수술 없이 회복할 수 있을지도 모르겠다는 기대가 생겼다. 그날부터 3일 동안 나는 시간이 날 때마다 척추에 집중하면서 생명전자로 에너지공을 만들어 보냈다. 신경을 누르고 있는 디스크가 제자리를 찾는 모습을 브레인스크린으로 그리면서 열심히 집중했다.

그러고 나서 사흘 후, 다시 병원에 가서 검사를 했다. 결과지를 보는 의사 앞에서 나는 잔뜩 긴장하고 있었다. 수술을 하자고 하면 어떡하지, 하는 생각으로 머릿속이 복잡했다. 한동안 고개를 갸웃거리던 의사는 다시 한 번 놀라며 이렇게 말했다. "3일 동안 대체 뭘 어떻게 하신 겁니까? 이 정도면 물리치료만 하면 되겠습니다. 통증도 없고 이렇게 회복이 빠르다니 ……. 의사로서 제 상식으론 이해할 수가 없네요. 아무튼 선생님처럼 이상한 환자는 처음입니다."

결국 나는 수술 없이 간단한 물리치료만 하는 것으로 치료를 마무리했다. 그리고 지금까지 아무 일 없이 건강한 척추를 유지하고 있다. 이전과 한 가지 달라진 게 있다면 생명전자 수련을 더 열심히 하게 되었다는 것이다.

보이지 않는 세계가 보이는 세계를 지배한다

우종무 _ 48세, 경영컨설팅 회사 대표

나는 '보이지 않는 세계가 보이는 세계를 지배한다'는 말을 믿는다. 내가 인간의 의식이 바뀌면 생각과 말, 그리고 행동이 바뀌고 운명이 바뀐다는 명제를 모토로 의식의 밝기를 강조하는 의식경영컨설팅 회사를 운영하고 있기에 그 신념이 더욱 강해진 것인지도 모르겠다. 실제로 전 세계 여러 분야의 학자들이 증명했듯이, 사람에게든 사물에게든 좋은 말을 해주거나 그 대상을 놓고 좋은 생각을 떠올리는 것만으로도 긍정적인 변화를 일으킬 수 있다는 실험 결과는 상당히 많다.

10년 고질병, 스트레스성 트림과 견비통이 낫다

《물은 답을 알고 있다》의 저자 에모토 마사루 박사는 물의 분자구조를 가지고 실험한 것으로 유명하다. 분자구조가 완전히 깨진 오염된 물을 두고 간절한 마음으로 기도를 올렸더니 물 분자가 건강한 물의 상징인 아름다운 육각수 구조로 바뀌었다는 것이다. 또 식은 밥을 두

병에 나누어 한 병에는 '사랑해'라고 써 붙여 틈나는 대로 사랑한다고 말해주고, 다른 병에는 '짜증나'라고 써 붙여 짜증날 때마다 그 병에 쏘아붙였더니 '사랑해' 병의 식은 밥은 구수한 누룩으로 변했고, '짜증나' 병의 식은 밥은 썩어버렸다는, MBC 아나운서실의 아나운서 다수를 대상으로 실험한 결과도 방송된 적이 있다. 똑같은 조건에 놓아둔 밥도 어떤 에너지를 쏟아부어주느냐에 따라 발효와 부패로 정반대의 결과가 나온 것이다.

그렇다면 사람에게도 실제로 이렇게 눈에 띄는 변화가 가능할까? 나는 다른 사람은 둘째 치고 나 자신에게도 변화가 있을까 하는 궁금증이 늘 있었다. 그러던 차에 생명전자에 대한 얘기를 듣게 되었고, 그 수련을 체험할 기회가 생겼다.

나는 우선 눈을 감고 바닥에 편안히 앉았다. 온전히 백회(정수리)에 집중하면서 우주의 근원 에너지랄 수 있는 생명전자가 백회를 통해 내 몸 속으로 쏟아져 들어온다고 상상했다. 그 생명전자가 머리끝에서부터 발끝까지 내 몸 전체를 순환하면서 몸 안의 안 좋은 곳을 치유하고 정화한다는 상상을 계속했다. 그러자 몸뿐만 아니라 마음까지 편안해지면서 가벼워지는 것을 느꼈다. 이런 느낌이라면 생명전자 수련을 계속해서 내 안의 고질적인 문제들을 해결할 수 있지 않을까 하는 기대가 생겼다. 그래서 꾸준히 해보기로 했다.

교육 서비스업의 특성상 나는 사람들 앞에서 강의를 하는 경우가 많고, 이런저런 시범을 보일 때도 많다. 그러다보니 나 같은 직업을 가진 경우 체력 관리는 필수 요소 중 하나다. 내일모레면 오십을 바라보는 나이지만 직업상 체력 관리를 꾸준히 하다 보니 지금도 팔굽혀펴기 50개는 거뜬하고, 물구나무를 서서 50걸음을 걷기도 하는 등 체력에는 자신이 있다. 그런데 사람들 앞에서 잘 숨겨오긴 했지만 내게도 고치기 힘든 고질병이 있었다. 스트레스를 받으면 병적으로 트림을 하는 것이었다. 십 년이 넘는 세월 동안 그 트림 때문에 민망했던 적이 한두 번이 아니어서 어떻게 해서든 고쳐보려고 노력을 했다. 그러나 어떤 방법으로도 효과를 보지 못해서 그냥 체념하고 마치 동무처럼 끼고 살아왔다.

생명전자 수련을 통해 변화하고 싶은 여러 가지 중 제1차 목표로 세웠던 것은 당연하게도 이 고질적인 트림을 없애는 것이었다. 나는 매일 체력 단련을 겸해 절 명상을 한다. 십 년이 넘는 세월 동안 어떤 날은 아침저녁으로 100배씩 할 때도 있고, 바쁠 때는 하루에 1번 100배를 한다. 1년에 한두 차례는 일정한 기간 동안 300배 이상씩 할 때도 있다. 절 명상은 근력운동, 유산소운동뿐 아니라 명상에도 아주 큰 도움이 된다.

생명전자를 체험한 이후에는 절 명상이 끝나면 호흡을 고르면서 생명전자 수련을 시작했다. 생명전자의 맑은 에너지가 백회를 통해 들어와 내 머리를 적시고, 가슴으로 내려와 답답한 가슴을 틔워주고, 다시 늘 묵직한 느낌으로 자리 잡고 있어서 내 트림의 근원지라고 생각되었던 명치 부분을 시원하게 뚫어주고 나서 아랫배를 따뜻하게 만들어주는 상상 수련을 매일 10분 이상 했다.

그렇게 채 2주가 지났을까. 드디어 효과가 나타났다. 그 오랜 세월 나를 괴롭혔던 트림이 정말 멈춘 것이다. 남들은 그게 뭐 대수냐고 할지 몰라도 병적인 트림 때문에 남모르게 스트레스를 받아온 나에게는 정말 놀랍고도 감사한 일이었다. 눈에 보이지도 않고, 만져지지도 않는 생명전자가 단지 의식의 힘으로 내 몸 안에서 위력을 발휘하여 고질병을 고쳐놓은 것이다. 나 자신조차도 믿기가 어려웠다.

나는 다른 실험을 해보기로 했다. 이번에는 오른쪽 어깨였다. 오른쪽 어깨 역시 너무 굳어 있어서 나로서는 견비통이 자주 생기는, 고질적으로 취약한 부분이었다. 마침 견비통이 심해져 자주 짜증스럽던 터라 트림을 고치고 난 후에 바로 오른쪽 어깨에 집중해서 이삼 일 동안 생명전자를 보냈다. 그러자 또 놀라운 효과가 있었다. 마치 구슬이 미끄럼틀을 타고 아래로 쑥 빠져나가듯이, 오른쪽 어깨의 통증이 팔꿈치를 지나서 손끝으로 빠져나간 것이다. 정말 놀라운 체험이었다.

주변 사람들을 행복하게 만든 생명전자의 치유 에너지

그래서 이번에는 더 욕심을 내서 대상을 주변 사람에게까지 확대해 보았다. 가족이나 친척 중에 특별히 몸이 아프거나 불편한 사람들은 없었지만 내가 사랑하는 사람들에게 생명전자의 건강하고 긍정적인 에너지를 보내주고 싶었다. 어떤 식으로 할지 고민하다가 매일 하는 절 명상과 같이 하면 좋을 것 같았다. 절을 1배씩 할 때마다 한 사람씩 떠올리면서 그 사람에게 생명전자를 보내는 상상을 했다.

하루 이틀 하다 보니 요령이 생겨서 1배를 하는 짧은 순간이지만 생명전자로 내가 직접 어루만지고 치유해주는 상상이 절로 되기 시작했다. 첫 1배는 어머니, 2배는 장인어른, 3배는 장모님, 4배는 집사람, 5배는 큰딸 등의 순으로 해보니 가까운 일가친척들만 해도 50여 명이 되었다. 직접 대면하지 않아도 어떤 사람을 떠올리면서 기분이 좋아진다면 그 자체로 내 에너지가 고양되는 체험은 많은 이들이 공감할 것이다. 내가 사랑하는 일가친척들을 한 사람씩 떠올리면서 그 분들의 하루가 모두 건강하고 행복하고 평화롭기를 바라는 마음으로 생명전자를 전달하기 시작했더니 나의 하루도 나날이 더 행복해졌다.

그러던 어느 날, 집사람이 뜬금없이 '요새 왜 그런지 몰라도 참 행복하다는 생각이 자주 든다'고 말하는 게 아닌가? 그래서 "무슨 좋은 일이 있었냐?"고 물었더니, 아이 담임선생님을 만났는데 우리 아이를 보면 기분이 참 좋아진다면서 잘 키워줘서 고맙다고 했다는 것이다. 그래서 '사실 내가 얼마 전부터 매일매일 당신하고 아이들, 그리고 우리 가족과 친척들에게 생명전자의 힐링 에너지를 보내고 있다'고 말해주었다. 그랬더니 감동받은 얼굴로 나를 쳐다보는데 보기만 해도 뿌듯했다. 또 그 무렵, 대전에 계시는 고모님도 전화를 주셔서 '요즘 자꾸 네 생각이 나서 전화 한번 해봤다. 별 일 없냐?'고 안부를 물어오셨다. 고모님께도 매일 고모님을 위해 기도드리고 에너지를 보내드리고 있다고 말씀드리고 화기애애한 분위기로 대화를 마쳤다.

한 가지 더 놀라운 경험은 함께 근무하는 직원 이야기다. 이제 오십을 갓 넘긴, 우리 회사에서 가장 연장자이신데 비염이 심해서 몇 년 전 코 안의 혹을 제거하는 수술을 받았다. 그런데 그것이 재발해서 올 2월에 삼성병원에서 수술일자를 잡아놓았다. 코 안의 혹 때문에 숨쉬기가 어려워 본업인 강의가 힘들 지경이니 어쩔 도리가 없었을 것이다. 나는 그 직원에게 내 체험을 바탕으로 한 가지 제안을 했다. 나하고 다른 직원 몇 사람이 생명전자를 보내줄 테니 일단 수술하지 말고 상황을 지켜보자는 것이었다. 결론부터 말하자면 그 분은 수술을 하지 않았다. 그리고 지금은 코로 아주 편안하게 호흡을 한다. 생명전자의 치유의 기적은 그 분에게도 예외가 아니었던 것이다.

어떤가? 이 정도라면 보이지 않는 세계가 보이는 세계를 지배한다는 믿음, 가질 만하지 않은가?

큰딸 하연이와 내가 화해하는 법

정은주 _ 46세, 경북대학교 강사

고등학교 2학년인 큰딸 하연이는 몸이 약해서 늘 걱정이 끊일 날이 없다. 몸무게가 겨우 40킬로그램이 넘을 정도로 허약 체질이다. 몸에 좋다는 이런저런 음식을 해줘도 입이 짧아서 먹는 시늉만 하기 일쑤고, 어릴 때부터 비염, 알레르기 결막염, 습진, 스트레스성 신장염 등으로 병원을 제집 드나들 듯했다. 좋다는 병원, 용하다는 한의사를 찾아다니며 치료를 하고 약을 먹어도 그때뿐 좀체 나아질 기미가 보이지 않았다.

딸의 병 수발에 지쳐 모녀간 갈등의 골은 깊어지고

끝이 보이지 않는 딸의 병 수발에 나는 서서히 지쳐갔다. 내게는 집안 대소사에다 하연이 말고도 보살펴야 할 자식들 그리고 남편이 있었고, 가르쳐야 할 학생들도 있었다. 강의를 하다가도 하연이가 아프다는 전화를 받으면 지체 없이 달려 나가야 했다. 집으로, 하연이 학교로, 하연이 병원으로, 내가 일하는 학교로 하루 종일 허둥대며 정신없이 쫓아다닌 날 밤이면 '이게 사는 건가' 싶은 생각에 울컥해졌다. 나라고 남들보다 더 많은 시간이 주어지는 것도 아닌데 하연이 보살피는 일 때문에 다른 일에 지장을 안 주려다 보니 잠을 줄여가며 강행군해야 하는 날이 일상이다시피 했다. 일이고 뭐고 다 걷어치우고 집안 살림이랑 하연이 보살피는 일에만 전념해야 하나, 고민한 밤은 또 얼마나 많았던가.

지칠 대로 지친 나는 어느 순간부터인가 하연이의 건강 문제를 포기하기에 이르렀다. '그래, 할 만큼 했어. 그래도 안 되는 걸 어떡해. 나을 때가 되면 저절로 낫겠지 뭐' 하는 심정이었다. 그러면서 나도 모르게 하연이에게 무관심해졌고, 딸아이를 대하는 말투나 태도도 신경질적으로 변해갔다. 나의 그런 태도에 하연이는 당황해 하면서 제 방으로 숨어버리곤 했다. 그 모습을 보면 '아차!' 하고 후회하지만 돌이키기엔 이미 늦은 순간이었다.

그런 일들이 반복되면서 하연이와 나의 관계는 급속히 냉랭해졌다. 몸이 아픈 탓에 이것저것 엄마한테 요구하거나 부탁할 게 많던 아인데 내게 말을 걸기는커녕 눈도 잘 마주치지 않으려 했다. 그럴 때면 나는 나대로 아이에게 잔소리를 하고 혼을 냈다. 악순환이었다. 나도 나를 컨트롤하기가 힘들었다. 일에, 살림에, 딸아이 병 수발에 몸도 마음도 완전히 진이 빠져 온몸에 바늘이 돋힌 듯 사람들을 할퀴어대고 있었다. 이대로는 나뿐 아니라 주변 사람들에게 상처만 남기겠다 싶어 우선 내 몸과 마음부터 정비하자는 마음으로 단월드 수련을 시작했다.

냉랭한 모녀 사이를 따뜻하게 녹인 생명전자 수련

어느 날 집에서 생명전자 수련을 하며 명상을 하는데, 문득 이런 생각이 들었다. '내가 포기하면 하연이는 절대 낫지 않을지도 몰라. 평생을 저런 몸으로 살게 될지도 몰라. 그건 안 될 일이야. 우리 하연이도 건강해져야 해. 나는 하연이의 밝고 행복한 모습을 보고 싶어.' 그런 생각을 한 순간, 하연이에게 미안한 마음에 감정이 북받쳐 올랐다. 엄마인 나마저 포기해버리면 누가 딸아이의 건강을 챙기고 돌봐주겠는가.

나는 마음을 추스르고 브레인스크린을 띄워 생명전자 태양 그림의 건강캡슐로 하연이를 초대했다. 하연이는 늘 그렇듯이 허약하고 힘없이 축 처진 모습이었다. 그런 하연이에게 온 정성을 다해 생명전자를 보냈다. 황금빛 에너지를 양손 가득 담아서 하연이의 몸 구석구석을 쓸어주고 만져주는 상상을 했다. 그렇게 만져주고 쓸어줄수록 하연이의 얼굴도 점점 밝아지더니 어느새 황금색 빛 속에서 환하게 웃고 있었다. 그 모습을 보니 나도 모르게 눈물이 주르륵 흘러내렸다. 그동안 바쁘다는 이유로 하연이에게 소홀했던 시간들, 지쳐서 포기하고 싶었던 마음들, 살갑게 대해주지 못한 여러 순간들이 한꺼번에 떠올라 미안한 마음을 가눌 수가 없었다.

"미안하다, 미안해! 이 엄마가 너에게 정말 미안하다. 사랑한다, 내 예쁜 딸 하연아! 엄마가 널 정말로 사랑한다."

수련을 마치고 딸아이 방으로 건너가 잠들어 있는 하연이를 꼭 껴안았다. 하연이는 잠결에도 무얼 느꼈는지 내게 기대며 "엄마, 이렇게 5분만 안아줘"라고 했다. 나는 하연이를 더 꼭 껴안아주었다. "그래, 하연아! 생명전자가 너의 몸 구석구석을 다니면서 아픈 곳을 다 치유할 거야."

그 뒤로 하연이를 대하는 나의 태도와 말투도 아주 부드럽게 바뀌었다. 내가 바뀌니 하연이도 따라 바뀌었다. 그간 서먹하고 냉랭하기만 하던 모녀 사이가 봄눈 녹듯 녹아내린 것이다. 모든 것이 그저 감사할 뿐이다.

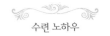
화해하고 싶은 사람이 있다면

살다 보면 미움만 쌓게 되는 관계가 있다. 처음부터 그럴 마음은 아니었지만, 어쩌다 보니 시간이 흐를수록 갈등의 골은 깊어져 쉽게 되돌리기 어려워진다. 사실 사람을 미워한다는 건 상대보다 자신이 더 힘든 법이다. 누군가를 지독하게 미워해본 사람이라면 공감할 것이다. 이제 나 자신을 위해서라도 상대와 마음의 응어리를 풀고 싶은데 묵은 감정이라 실마리를 찾기 힘들다면 생명전자 수련을 이용해 내가 딸아이와 화해한 방법을 적극 추천한다.

시어머니의 냉대로 극심한 우울증을 겪은 후배가 있다. 그녀는 최근에 생명전자 수련으로 시어머니와 극적으로 화해했는데 그 방법은 이랬다. 생명전자 수련을 할 때 브레인스크린에 시어머니를 떠올린다. 시어머니의 발을 정성스럽게 씻어준다거나 서로에게 화해를 청하며 마주보고 진심으로 절을 하는 등 시어머니와 화목하게 지내는 모습을 구체적으로 상상하면서 사랑의 마음을 담아 생명전자를 보낸다. 그렇게 수련한 지 열흘 만에 그토록이나 모질고 냉랭하던 시어머니가 조금씩 달라지더라고 한다.

지성이면 감천이라고 하지 않는가. 사랑의 마음을 실어 보내면 생명전자는 충실한 우편배달부 역할을 톡톡히 해준다.

우리 이웃이 생생하게 전하는

내가 경험한 생명전자 수련

✽ 고1때 급격한 스트레스로 순식간에 시력이 0.6, 0.3으로 떨어진 후 24년간 안경을 쓰고 살았습니다. 그런데 생명전자 수련을 한 후 놀랍게도 시력이 1.0, 0.6으로 나오고 교정시력은 무려 2.0, 2.0이 나왔습니다. 최근에는 안경을 벗고 자막 있는 영화를 보기도 했는데 저로서는 20여 년 만의 대사건입니다. - 이동호, 40세

✽ 심한 우울증과 대인기피증으로 몸과 마음의 상태가 말이 아니었지요. 종합병원이랄 정도로 온갖 병을 달고 살았는데 생명전자 수련으로 완전히 다시 태어났습니다. 100미터도 걷기 힘들었던 척추 협착증, 10년간 변화가 없던 신장에 달린 10센티 크기의 혹, 악몽이 반복되던 불면증이 사라졌고요, 날마다 1초도 틀리지 않는 정확한 배변 시간에 체중도 6킬로그램이나 줄어 칠십을 바라보는 나이에 남부럽지 않은 체력과 S라인 몸매를 얻었지요. - 차민경, 69세

✽ 작년부터 스트레스로 인한 갑상선항진증과 방광염을 앓아 약물치료를 계속 해왔습니다. 생명전자 수련을 하면서 약을 조금씩 줄이기 시작했지요. 처음에는 6알에서 3알로, 3알에서 2알로 줄였고, 방광염은 5개월 만에 염증이 사라졌습니다. 2달 전 혈액검사 결과 정상 판정을 받았고요, 지금은 몸과 마음이 아주 가벼워졌답니다. - 노양희, 47세

✽ 작년에 업무 과중으로 심적 부담이 커지면서 건강에 이상이 생겼습니다. 신장과 방광에 염증이 생겨 눈으로 확인될 정도의 혈뇨 증세가 있었고, 세포 모양이 부정확하다는 진단도 받았습니다. CT 촬영까지 하며 여러 병원을 전전했지만 뾰족한 방법은 없었고, 세포변이를 걱정하며 올 초까지 전전긍긍했지요. 2월부터 생명전자 수련을 했는데 얼마 지나지 않아 눈으로도 확인될 만큼 혈뇨 증세가 호전되었고, 검사 결과 신장과 방광에도 약간의 염증만 남은 상태입니다. 생명전자 수련으로 병을 완전히 털어낼 수 있다는 자신감이 생긴 지금 생활에 활기를 되찾았습니다.

- 선명호, 48세

✽ 65세인 친정어머니가 10달 전 디스크수술을 하신 후 기력을 회복하지 못하고 있었어요. 꾸준히 생명전자를 보내드리다가 전화를 드렸는데 목소리가 정말 씩씩해지신 거예요. 지금껏 제가 들어본 가장 밝고 기운찬 목소리였어요. 이유를 물으니, 제가 집중적으로 생명전자를 보내드린

바로 그 시간에 코와 목에서 누런 피고름을 쏟았는데 그 후로 허리까지 편안해지고 몸이 한결 개운해져서 마냥 기분이 좋고 힘이 솟는다네요.

– 김민경, 30세

⟡ 3년 전 갑자기 어지럽고 눈앞이 뿌연 증상이 나타나 MRI를 찍으니 뇌 속에 물혹이 생겼대요. 악성 종양은 아닌 데에다 쉽게 건드릴 엄두가 안 나는 부위라 매년 경과를 지켜보고 있었지요. 그러다가 올해 생명전자 수련을 시작했는데 올 4월에 뇌 속 혹이 사라졌다지 뭐예요. 모두 생명전자 덕분입니다. – 김상철, 71세

⟡ 사람을 만날 때 자신감도 없고, 나와 상대의 생각 차이나 거리감 같은 것을 자주 느끼면서 인간관계에 어려움이 많았습니다. 그래서 작은 모임도 즐기질 못했는데 직업상 사람을 만나야 했기에 수련을 시작했습니다. 생명전자 수련 덕분에 내가 얼마나 많은 가능성이 있는 사람인지 알게 되었고 사람들과 소통하는 비결도 터득했습니다. 지금은 사람을 만나는 게 정말 즐겁고 행복해졌습니다. – 장필숙, 43세

⟡ 갱년기에 접어들면서 건강에 여러 가지 문제가 생겼어요. 짜증과 스트레스, 불면증, 만성 축농증, 탈모 증세, 두통에 시달렸는데 생명전자 수련 1주일 만에 불면증이 사라졌고요, 수련 4개월째 접어든 지금 체중도

5킬로그램이나 줄고 탈모 증상도 거의 없어졌어요. 2달 전부터는 지긋지긋하던 두통이 사라지고 머리도 맑아져 아주 살 맛 납니다. - 김말숙, 54세

결혼하고도 2년째 아이가 안 생겨 걱정이 많았어요. 스트레스를 줄이고 마음을 편하게 갖는 게 우선이라고 해서 작년 12월에 수련을 시작했어요. 2개월간 생명전자 수련을 통해 올 2월에 임신해서 지금 5개월째 접어들었습니다. 출산할 때까지 그리고 그 이후에도 생명전자 수련으로 저와 아기의 건강을 잘 지킬 겁니다. - 민은정, 32세

회사 사장님이 임플란트 수술 후 피가 고인 게 터지질 않아 고생한다고 해서 생명전자를 보내드렸습니다. 그날 밤 피가 터져 나와 수술 부위가 잘 아물기 시작했다며 감사하다고 전화하셨습니다. 또 직장 동료가 조기축구회에서 공을 차다가 발을 삐끗해 절룩거리기에 발목에 생명전자를 보냈더니 한결 부드러워지고 가벼워졌다고 했습니다. 다음날은 발목이 완전히 나았다며 신기해하더군요. - 최용기, 29세

활발한 성격으로 요가, 산악회, 문화센터 등 여러 가지 활동을 했는데 언제부턴가 척추와 무릎관절이 안 좋아지면서 무리한 운동을 할 수 없었고, 그러다보니 우울증까지 겹쳐 힘들었습니다. 의사인 아들이 단월드 수련을 권해 생명전자 수련을 시작했지요. 수련할 때마다 내 몸 장기

하나하나, 관절 마디마디에 생명전자 에너지를 보냈더니 통증은 사라지고 몸이 점점 가벼워지면서 기분도 좋아지더군요. 이제는 관절이 아파서 잘 안 되던 기공체조 동작들도 가뿐합니다. 날마다 몸과 마음에 에너지를 가득 채울 수 있는 생명전자 수련을 주변사람들에게도 강력 추천합니다.

– 송춘희, 60세

대상포진을 앓아 온몸이 부은 채로 2달 동안 너무 고생했습니다. 병원에서는 움직이지도 말고 누워 쉬라고만 했지요. 병원을 오갈 때도 천천히 움직이고, 집에서는 걸레질도 못 했습니다. 그런데 생명전자 수련 3일 만에 몸이 달라진다 싶더니 4일째 되는 날 붓기가 완전히 빠지고 대상포진이 다 나았습니다. 이건 정말 기적이라고밖에 할 수 없어요. – 이민숙, 52세

5년 전 간염 진단을 받았습니다. 꾸준히 치료했지만 지속적으로 간수치가 올라 한 달 전에는 복용하는 약을 늘려야 했습니다. 달리 방법이 없다는 간절한 마음으로 생명전자 수련을 시작했는데 지난 주 검사에서 간수치가 정상적인 상태로 확연히 떨어졌다는 놀라운 결과가 나왔습니다. – 하태인, 48세

위암으로 절제 수술을 한 후 몸에 기운이 없고 소화력이 떨어져서 많이 힘들었습니다. 이런 저를 위해 단센터에서 지도자분들과 회원분

들이 함께 생명전자를 보내주셨는데, 2주 만에 차가웠던 배가 아주 따뜻해지면서 위암 수술 후유증을 말끔히 극복했습니다. – 김현자, 45세

❀ 1달 전 갑작스러운 복통으로 병원에 가니 담석이라는 진단이 나왔습니다. 생명전자 수련을 하면서 처음엔 몸이 가벼워진다고만 생각했는데, 브레인스크린에 내 몸을 띄우고 생명전자를 전달하자 온몸이 뜨거워지면서 몸 구석구석에 있던 담석이 사라지는 것을 느꼈습니다. 병원 검사 결과도 실제로 그랬고요. 생명전자의 위력에 정말 놀랐습니다.

– 홍성용, 47세

❀ 복잡한 집안 문제와 직장에서의 스트레스가 겹쳐 갑상선기능 저하증을 앓게 됐습니다. 목과 턱, 어깨가 항상 부어 있었지요. 폴라티를 입을 수 없을 만큼 두껍게 부어서 외출하기도 민망했어요. 생명전자 수련 덕에 목과 턱, 어깨의 붓기가 완전히 다 빠져서 정상적인 상태로 회복했습니다. – 박은혜, 26세

❀ 고지식한 원리원칙주의자로, 모든 상황을 내 기준으로 이해하고 판단하려는 경향이 많아 주위 사람들과 불화가 잦았습니다. 생명전자 수련을 통해 우리 모두가 생명전자의 에너지 속에서 하나로 연결된 존재임을 깨달았습니다. 지금은 어떤 경우에도 상대의 입장에서 먼저 생각하려

고 노력하다 보니 주위에서 사람이 달라도 너무 달라졌다는 소리를 듣습니다. 쑥스럽지만 정말 행복합니다. - 김형식, 40세

✳ 어린시절 성폭행을 경험한 후로 거식증과 폭식증을 반복했습니다. 심리치료를 받고 어느 정도 극복했지만 삶의 의미를 찾고 싶어 단센터에 등록했지요. 생명전자 수련으로 어두운 상처를 털어내고 저의 존재 가치를 찾았습니다. 주변에 이 수련과 생명전자를 널리 알리고 싶습니다.

- 정혜수, 41세

✳ 산후 우울증 때문에 심리적으로 아주 심각한 상태였습니다. 남편과 아이를 두고 자살을 생각했을 정도였죠. 항 우울제를 복용하면서 겨우 버티다가 수련을 시작했습니다. 생명전자 수련을 하면서 삶의 의미도 알게 되었고, 주변 사람들이 얼마나 소중한지도 느끼게 되었습니다. 약도 끊고 활달해진 저를 보고 남편과 시부모님들이 더 좋아하십니다.

- 정희영, 35세

✳ 무릎 뒤쪽에 밤톨만 한 혹이 있었어요. 병원에서는 수술을 하자고 했는데 통증도 없고 해서 그냥 뒀지요. 생명전자 수련을 하면서 이 혹을 없앨 수도 있겠다 싶어 열심히 집중했더니 한 달 만에 혹이 거의 사라지고 흔적만 약간 남은 정도가 되었습니다. - 김수복, 69세

생명전자 수련으로 여러 가지를 고쳤어요. 3월에는 끊어질 것처럼 아팠던 허리 통증이 말끔히 나았고, 5월에는 집안 내력으로 있던 유방암 요인이 말끔히 사라졌다는 진단을 받았지요. 최근에는 무릎에 물이 차서 통증이 심했는데 물도 다 빠지고 통증도 완전히 사라졌지요. 생명전자, 정말 대단해요! - 이길선, 72세

오십견으로 통증이 심해서 어깨를 움직이는 게 너무 고통스러웠어요. 직장에서도 집에서도 불편한 게 한두 가지가 아니었죠. 생명전자 수련 1주일 만에 어깨에서부터 손끝까지 시커면 에너지가 빠져나가는 걸 경험했는데 그 후로 뻑뻑한 어깨 관절에 기름칠을 한 것처럼 부드러워지고 얼마든지 자유롭게 움직일 수 있게 됐습니다. - 서준형, 47세

아버지가 며칠간 변비가 심해 응급실을 가고 수술까지 하려다가 어머니의 반대로 못 했습니다. 그 이야길 듣고 생명전자를 집중적으로 발사했지요. 그랬더니 화장실에서 변을 보시고 아주 편안해지셨다는 연락을 받았습니다. - 송선미, 34세

사춘기도 지났는데 얼굴에 무성한 여드름 때문에 정말 고민이 많았어요. 피부과에 다녀도 그때뿐이고 다시 재발하기를 반복하더군요. 그런데 단센터에서 수련하시는 엄마가 생명전자를 전달해주신 이후로 몰

라보게 얼굴이 깨끗해졌어요. 엄마가 기수련을 하신다고 해서 놀렸는데 지금은 저도 같이 단센터에 다니면서 생명전자 수련을 하고 있어요.

– 안지은, 23세

✼ 몸에 여러 가지 종기가 있어서 늘 불편했습니다. 특히 관절 부위의 접히는 면에 있는 종기는 움직일 때마다 살이 맞닿아 고통스러웠죠. 그런데 생명전자 수련으로 고관절의 종기가 감쪽같이 가라앉고 손에 있던 종기도 떨어져 나갔습니다. 신기할 뿐입니다. – 김학철, 59세

✼ 아버지가 치매에 건강도 안 좋으셔서 병상에 계십니다. 어느 날 갑자기 폐에 출혈이 있고 혈압도 20, 30으로 뚝 떨어져 그날 밤을 넘기기 어려울 거라는 병원 측의 말을 듣고 생명전자를 전해드렸죠. 다음날 새벽, 출혈이 멈추었으며 혈압이 정상으로 돌아왔고, 지금도 괜찮으십니다. 병원에서는 이유를 잘 모르겠다고 의아해 했지만 저는 생명전자의 힘이라고 생각합니다. – 이문수, 41세

✼ 10년간 혈압 약과 심장 약을 복용했습니다. 그래야 맥박과 혈압을 겨우 정상으로 유지할 수 있었거든요. 그런데 생명전자 수련을 하면서 그동안 먹어온 약을 딱 끊었다는 거 아닙니까. 약 없이도 혈압과 맥박 수치가 정상으로 돌아온 걸 보고 얼마나 기뻤는지 모릅니다. – 박평남, 57세

✱ 겨울 캠핑을 갔다가 차가운 바닥에서 잔 탓인지 입이 한쪽으로 돌아가 한동안 고생했습니다. 입을 다물 수가 없으니 다른 사람들과 식사할 때가 제일 곤혹스러웠죠. 가족들도 불편해 할 정도로 심했으니까요. 침을 맞아도 회복이 더뎌 애가 탔는데 생명전자 수련을 한 지 3일 만에 입이 제자리로 돌아왔습니다. 신기할 뿐입니다. - 양민구, 42세

✱ 무거운 짐을 많이 들어야 하는 직업이라 왼쪽 팔꿈치에 엘보가 있었습니다. 한방, 양방 치료로도 차도가 없어 마지막이라는 심정으로 수술 날짜를 잡아놓고 있었지요. 그러다가 센터에서 생명전자 수련을 받던 도중 팔꿈치가 후끈 달아오르고 뭔가로 꽉 채워지는 느낌을 받았는데, 그 후로 팔꿈치가 완전히 나았습니다. - 한상익, 37세

✱ 결혼 전부터 자궁에 근종이 있었는데 결혼 후 임신도 늦어지고 종종 하혈을 하곤 해서 심리적으로 많이 불안하고 우울했습니다. 제 감정 기복이 심해지면서 남편도 덩달아 힘들어 했고요. 생명전자 수련을 하면서 아랫배가 따뜻해지는 체험을 여러 번 했는데 혹시나 하고 병원에 가서 검사를 해보니 자궁에 근종이 없어졌다는 거예요. 그 후로 하혈도 멈췄구요. 그러면서 제 성격도 덩달아 밝아졌습니다. 이제 2세 소식을 설레면서 기다립니다. - 박은정, 35세

두뇌의 힘을 키우는 생명전자의 비밀

1판 1쇄 발행 2011년 7월 20일
1판 9쇄 발행 2011년 9월 10일

지은이 · 이승헌
펴낸이 · 심정숙
펴낸곳 · (주)한문화멀티미디어
등   록 · 1990. 11. 28. 제 21-209호
주   소 · 서울시 강남구 논현2동 277-20 논현빌딩 6층 (135-833)
전   화 · 영업부 2016-3500 편집부 2016-3507 팩스 2016-3541
http://www.hanmunhwa.com

편집 · 이미향 강정화 김은하 최연실 진정근 | 디자인 · 이정희 이은경
마케팅 · 강윤정 박진양 목수정 | 영업 · 윤정호 조동희 | 물류 · 윤장호 박경수

만든 사람들
책임편집 · 이미향 강정화 | 디자인 · 이정희 | 그림 · 최종린
출력 · 상지피앤아이 | 인쇄 · 천일문화사 | 제본 · 창림피앤비

뇌호흡, 뇌파진동은 등록된 상표입니다.
브레인월드는 한문화의 '뇌 전문' 브랜드이며 등록된 상표입니다.

ISBN 978-89-5699-121-4 03510